Intensiv sygepleje

den komplette guide

Freja Madsen

Indholdsfortegnelse

Kapitel 1: Introduktion til intensivbehandling — 11

   Genoplivningens historie og udvikling — 12

   Betydningen af intensiv pleje — 13

   Definition og særlige kendetegn ved intensivafdelingen — 15

Kapitel 2: Intensivsygeplejerskens grundlæggende færdigheder — 17

   Anatomi og fysiologi: vigtige påmindelser — 18

   Almindelige sygdomme på intensivafdelinger — 20

   Vitale parametre: overvågning og fortolkning — 22

Kapitel 3: Specifikke teknikker og interventioner — 25

   Administrationsveje og kateterhåndtering — 26

   Åndedrætshjælp: fra ikke-invasiv ventilation til intubation — 28

   Håndtering af komplikationer og nødsituationer — 29

Kapitel 4: Kunsten at kommunikere på intensivafdelingen   33

Kommunikation med intuberede eller sederede patienter   34

Samarbejde med det medicinske team: læger, sygeplejersker og andre fagfolk   36

Navigere i vanskelige situationer: efterladte familier, følsomme meddelelser   38

Kapitel 5: Følelsesmæssig håndtering og trivsel   41

Forståelse af udbrændthed, compassion fatigue og posttraumatisk stresslidelse   42

Teknikker til modstandsdygtighed og egenomsorg   43

Peer-støtte og vigtigheden af debriefing   45

Kapitel 6: Reelle casestudier : At lære af sine erfaringer   49

Akut respirationssvigt   50

Behandling af septisk shock   51

Indgriben i tilfælde af akut nyresvigt   53

Kapitel 7: Intensivplejeudstyr og -teknologier   57

Ventilationsmaskiner og monitorer   58

Udstyr til hæmodynamisk overvågning 60

Teknologiske innovationer og telemedicin 62

Kapitel 8: Farmakologi på intensivafdelinger 65

Lægemidler, der ofte bruges på intensivafdelinger 66

Administration og håndtering af bivirkninger 68

Antibiotisk profylakse og infektionsbehandling 70

Kapitel 9: Etik og lovgivning på intensivafdelingen 73

Beslutninger om livets afslutning og begrænsning af pleje 74

Lovgivning om organdonation 76

Fortrolighed og informeret samtykke 78

Kapitel 10: Forskning og fremskridt inden for intensivpleje 81

Kliniske forsøg: forstå og deltag 82

De seneste opdagelser og store fremskridt inden for intensivpleje 83

Hvordan man holder sig opdateret på et område i konstant udvikling 85

Kapitel 11: Håndtering af infektioner og forholdsregler — 89

De vigtigste infektioner på intensivafdelingen — 90

Forebyggelse og kontrolforanstaltninger — 91

Antibiotikaresistens: et stort problem — 93

Kapitel 12: Ernæring og metabolisk støtte — 97

Vigtigheden af ernæring på intensivafdelinger — 98

Administrationsveje og specifikke regimer — 100

Håndtering af ernæringsrelaterede komplikationer — 102

Kapitel 13: Tværfaglighed og andre faggruppers rolle — 105

Samarbejde med fysioterapeuter på intensivafdelinger — 106

Psykologers og psykiateres rolle på intensivafdelinger — 108

Samarbejde med socialarbejdere og det etiske team — 110

Kapitel 14: Efteruddannelse og fremtidsudsigter — 113

Behovet for regelmæssig opdatering af færdigheder — 114

Specialiseringer inden for intensiv pleje	116
Fremtidens intensivpleje: innovationer og udfordringer	118

Kapitel 15: Konklusion -   121
Intensivsygeplejerskens kald

Glæder og udfordringer ved jobbet	122
Stolthed over service	123
Opmuntring af den nye generation: råd til nybegyndere	125
Ordliste over medicinske termer	127
Yderligere læsning og ressourcer	129
Links til faglige sammenslutninger og specialiserede kurser	133

« Stillet over for livets skrøbelighed er intensivsygeplejersken håbets tavse vogter, der utrætteligt arbejder på at forvandle hvert åndedrag til en mulig fremtid. »

Kapitel 1

INTRODUKTION TIL INTENSIV PLEJE

Genoplivningens historie og udvikling

Genoplivning, denne intense medicinske praksis, der har til formål at støtte eller genoprette vitale funktioner, har sine rødder i menneskets historie, længe før den avancerede teknologi, vi kender i dag. Hvert trin i dens udvikling afslører en facet af vores uophørlige søgen efter at trodse døden og give livet en ny chance.

Lad os gå tilbage til det 18. århundrede, hvor Europa var fascineret af fænomenet "genoplivning" af drukneofre. Det var på dette tidspunkt, at selskaber som Royal Humane Society i England blev dannet med det hovedformål at fremme teknikker til genoplivning af drukneofre. De opfordrede til at bruge metoder, der nu betragtes som primitive, såsom at opvarme kroppen, dræne vand fra lungerne eller endda blæse tobaksrøg ned i lungerne!

I det 19. århundrede kom de første former for intubation, et afgørende fremskridt i håndteringen af obstruerede luftveje. Men det var i det 20. århundrede, at genoplivningen virkelig tog fart. Efter rædslerne under Første og Anden Verdenskrig førte behovet for at behandle et stort antal sårede til betydelige fremskridt inden for akutmedicin og kirurgi, hvilket lagde grundlaget for moderne genoplivning.

1950'erne markerede en afgørende fase med fremkomsten af mekanisk ventilation, primært som reaktion på polioepidemien. Selvom disse respiratorer var arkaiske i forhold til nutidens standarder, reddede de mange liv og banede vejen for de specialiserede intensivafdelinger, vi kender i dag.

De seneste årtiers udvikling inden for teknologi og forskning har revolutioneret genoplivningen. Avancerede hjertemonitorer, defibrillatorer, dialyse og fremskridt inden for farmakologi har gjort det muligt at redde patienter, som for blot få år siden ikke ville have haft en chance for at overleve. Genoplivning er blevet et tværfagligt samarbejde, der kombinerer færdighederne hos læger, sygeplejersker, fysioterapeuter og mange andre fagfolk, der hver især bidrager til at give den bedst mulige pleje.

I dag repræsenterer intensivafdelingerne højdepunktet inden for klinisk medicin, hvor man på dygtig vis blander avanceret teknologi, kliniske færdigheder og medmenneskelighed. Men bortset fra teknologi og videnskab minder genoplivning os om en universel konstant: vores faste beslutning om at bevare livet, forstå den delikate balance mellem liv og død og altid søge måder at forbedre denne delikate kunst på.

Denne historiske arv minder os om vigtigheden af genoplivning i vores samfund og lægger grundlaget for at forstå dens afgørende rolle og indflydelse på medicinsk behandling i dag og i fremtiden.

Betydningen af intensiv pleje

Intensivafdelingen er mere end bare en hospitalsafdeling og repræsenterer skæringspunktet mellem avanceret medicinsk teknologi, klinisk ekspertise og dyb menneskelighed i sundhedsverdenen. I hjertet af hospitalet er intensivafdelingen (ICU) ofte den sidste udvej for patienter, hvis liv er i fare. Dens plads og betydning er ubestridelig, både fra et medicinsk og et samfundsmæssigt synspunkt.

Fra et rent klinisk synspunkt er intensivafdelingen specialiseret i pleje af de mest kritiske patienter, dem, hvor et eller flere organer ikke fungerer korrekt eller svigter. Det kan være hjertet, lungerne, nyrerne eller endda hjernen. Intensivbehandling kombinerer konstant overvågning med komplekse medicinske indgreb for at stabilisere, behandle og forhåbentlig vende disse organsvigt. Patienter, der tidligere ville være blevet tabt på grund af uoverstigelige medicinske udfordringer, kan nu have en chance for at komme sig takket være de færdigheder og teknologier, der anvendes i genoplivning.

Ud over teknologi og klinisk ekspertise er intensivbehandling også afgørende på et menneskeligt plan. Intensivafdelingen er ofte scene for intense følelser, hvor håb og fortvivlelse, glæde og sorg mødes. Det er en påmindelse om livets skrøbelighed og behovet for holistisk pleje, der ikke kun tager hensyn til patienten, men også til hans eller hendes familie og nærmeste. Betydningen af klar kommunikation, følelsesmæssig støtte og en dyb respekt for patientens og familiens ønsker og behov er altafgørende.

Samfundsmæssigt er intensivpleje også en afspejling af vores kollektive værdier. Hvordan fordeler vi de knappe medicinske ressourcer? Hvordan balancerer vi målet om at forlænge livet med kvaliteten af det liv? Hvordan navigerer vi i den medicinske etiks dunkle vande og tager hensyn til patienternes ønsker, rettigheder og værdighed? Disse afgørende spørgsmål opstår dagligt på intensivafdelingen og former vores kollektive tilgang til medicin og moral.

Endelig er intensivafdelingen også af strategisk betydning for folkesundheden. Uanset om det er under epidemier, naturkatastrofer eller andre kriser, spiller intensivafdelingen en central rolle i vores sundhedssystems reaktion. Nylige begivenheder, såsom COVID-19-pandemien, har understreget intensivafdelingens vitale betydning for håndteringen af sundhedskriser.

Betydningen af intensivbehandling kan ikke undervurderes. Det er både en bedrift inden for moderne medicin og et vidnesbyrd om vores engagement i menneskeliv, værdighed og sundhed. Hvert øjeblik på intensivafdelingen er en påmindelse om vigtigheden af medfølelse, innovation og ekspertise i bestræbelserne på at helbrede.

Definition og særlige kendetegn Intensivafdelingen

Intensivafdelingen (ICU) er meget mere end bare en hospitalsafdeling: Det er akutmedicinens bankende hjerte, en frontlinje dedikeret til at bekæmpe de mest alvorlige vitale svigt og livstruende tilstande. Enheden kombinerer teknologi, klinisk ekspertise og menneskelig omsorg for at yde omfattende pleje til patienter i kritisk tilstand.

Definition af intensivafdeling:
Intensivafdelingen er en specialiseret hospitalsafdeling, der er designet til at overvåge, diagnosticere og behandle patienter med akut svigt i et eller flere organsystemer. Disse patienter kræver kontinuerlig overvågning, intensive medicinske indgreb og ofte teknologisk assistance for at understøtte deres vitale funktioner.

Særlige kendetegn ved intensivafdelingen :
- **Topmoderne udstyr:** Intensivafdelingen er udstyret med avanceret medicinsk udstyr, bl.a. hjertemonitorer, respiratorer og dialysemaskiner. Dette udstyr giver os ikke kun mulighed for at overvåge patienternes vitale tegn i realtid, men også for at yde livreddende hjælp, når deres organer ikke længere kan fungere korrekt.
- **Specialiseret personale:** Intensivafdelingen er bemandet med et team af højt kvalificerede fagfolk, herunder intensivlæger, intensivsygeplejersker, fysioterapeuter, ernæringseksperter og andre specialister, der alle er uddannet til at imødekomme kritisk syge patienters specifikke behov.
- **Omfattende pleje:** Ud over simpel overvågning tilbyder intensivafdelingen en holistisk tilgang til pleje, herunder kirurgiske indgreb, avancerede

farmakologiske behandlinger, passende ernæringsstøtte og psykologisk pleje til patienter og deres familier.

- **Kontrolleret miljø:** ICU-miljøet er omhyggeligt reguleret med hensyn til renlighed, støjniveau og belysning for at minimere stress for patienterne og optimere helbredelsesbetingelserne.
- **Etik og kommunikation: På grund af** alvoren i de tilfælde, der behandles på intensivafdelingen, opstår der ofte komplekse etiske spørgsmål. Intensivafdelingen er derfor kendetegnet ved gennemsigtig og respektfuld kommunikation med patienter og deres familier, og der lægges særlig vægt på forhåndstilkendegivelser, informeret samtykke og beslutninger om livets afslutning.
- **Forskning og innovation:** Intensivafdelingerne er ofte på forkant med den medicinske forskning og udforsker nye behandlingsmetoder, lægemidler og teknologier for at forbedre overlevelsesraten og kvaliteten af plejen for kritisk syge patienter.

Intensivafdelingen er derfor et unikt sted, der kombinerer medicinsk ekspertise og medmenneskelighed for at give en ny chance til dem, der har mest brug for det. Det er både et symbol på den moderne medicins fremskridt og en konstant påmindelse om den skrøbelige forbindelse mellem liv, død og videnskab.

Kapitel 2

DET GRUNDLÆGGENDE AF INTENSIVSYGEPLEJERSKEN

Anatomi og fysiologi :
Vigtige påmindelser

For fuldt ud at forstå vigtigheden og kompleksiteten af intensivafdelingen er det afgørende at have et solidt kendskab til de grundlæggende anatomi og fysiologi. Disse discipliner giver en dybdegående forståelse af vores krops struktur og funktion, to elementer, der er uløseligt forbundet, og som danner grundlag for alt, hvad der foregår på intensivafdelingen.

1. Åndedrætssystemet :
   - **Anatomi:** Består af de øvre (næse, mund, svælg, strubehoved) og nedre (luftrør, bronkier, lunger) luftveje. Lungeblærerne er de små lommer af luft, hvor gasudvekslingen finder sted.
   - **Fysiologi:** Sikrer iltning af blodet ved at indånde ilt og udånde kuldioxid. Åndedrætsmekanismen reguleres af åndedrætscentret, der ligger i hjernen.

2. Det kardiovaskulære system:
   - **Anatomi:** Hjertet er det vigtigste organ og fungerer som en pumpe, der driver blodet gennem et komplekst netværk af blodkar (arterier, vener og kapillærer).
   - **Fysiologi:** Forsyner alle celler i kroppen med ilt og vigtige næringsstoffer, samtidig med at affaldsstoffer som kuldioxid og urinstof udskilles.

3. Nyresystemet :
   - **Anatomi:** Består hovedsageligt af nyrerne, urinlederne, blæren og urinrøret.
   - **Fysiologi:** Filtrerer og fjerner affaldsstoffer fra blodet, regulerer vand- og elektrolytbalancen og producerer urin.

4. Nervesystemet :
- **Anatomi:** Opdeles i centralnervesystemet (hjerne og rygmarv) og det perifere nervesystem (nerver og ganglier).
- **Fysiologi:** Regulerer og koordinerer kroppens aktiviteter, registrerer og fortolker eksterne og interne stimuli og genererer passende reaktioner.

5. Fordøjelsessystemet :
- **Anatomi:** Omfatter munden, spiserøret, mavesækken, tyndtarmen, tyktarmen, leveren, galdeblæren og bugspytkirtlen.
- **Fysiologi:** Omdannelse af mad til absorberbare næringsstoffer, der giver energi og understøtter cellevækst.

6. Det endokrine system:
- **Anatomi: En** gruppe af kirtler (skjoldbruskkirtel, biskjoldbruskkirtel, binyrer, bugspytkirtel, hypofyse osv.), som producerer hormoner.
- **Fysiologi:** Regulering af forskellige kropsfunktioner, såsom metabolisme, vækst, udvikling og reaktion på stress, gennem udskillelse af hormoner.

7. Immunsystemet :
- **Anatomi:** Omfatter thymus, knoglemarv, lymfeknuder, milt og netværk af lymfekar.
- **Fysiologi:** Beskytter kroppen mod infektion og sygdom ved at genkende og eliminere patogener.

Ved at fordybe os i disse systemer og forstå deres indbyrdes forhold, får vi en dyb forståelse af menneskekroppens kompleksitet. På intensivafdelingen er denne viden afgørende. Fejl i et hvilket som helst af disse systemer kan have kaskadevirkninger, der kræver hurtig og specialiseret indgriben for at stabilisere patienten og fremme helbredelsen.

Almindelige patologier på intensivafdelinger

Genoplivning, der er i front i håndteringen af de mest alvorlige medicinske tilfælde, behandler en række forskellige patologier. Uanset om der er tale om akutte tilstande som følge af en pludselig hændelse eller komplikationer ved en kronisk sygdom, er intensivafdelingen udstyret til at håndtere disse situationer. Her er en oversigt over de patologier, man ofte støder på i intensivafdelingen:

1. Akut respirationssvigt :
   - **Årsager:** Lungebetændelse, lungeødem, KOL-eksacerbation, svær astma, lungeemboli, ARDS (akut respiratorisk distress syndrom).

2. Chok og hæmodynamisk svigt :
   - **Årsager:** septisk chok (på grund af en alvorlig infektion), kardiogent chok (hjerteproblemer), hæmoragisk chok (stort blodtab), anafylaktisk chok (alvorlig allergisk reaktion).

3. Alvorlige neurologiske lidelser :
   - **Årsager:** Slagtilfælde, hovedtraume, meningitis, encephalitis, ukontrolleret epilepsi.

4. Akut nyresvigt :
   - **Årsager:** Glomerulonephritis, nefrotoksicitet (på grund af visse lægemidler eller toksiner), renal iskæmi, komplikationer af systemiske sygdomme.

5. Sepsis og alvorlige infektioner :
   - **Oprindelse:** Bakterie-, virus-, svampe- eller parasitinfektioner, der spredes gennem blodbanen. Almindelige kilder omfatter lungebetændelse,

meningitis, urinvejsinfektioner eller postoperative infektioner.

6. Flere traumer :
   - **Årsager:** Trafikulykker, fald fra højder, stumpe traumer, skud- eller stiksår.

7. Postoperative komplikationer :
   - **Årsager:** Komplikationer efter hjerteoperationer, transplantationer, større operationer i brystkassen eller maven, eller efter operationer med risiko for komplikationer.

8. Multipel organsvigt :
   - **Oprindelse:** Progression af en af ovenstående tilstande eller som følge af sepsis, alvorlig betændelse eller iskæmi, der påvirker flere organer.

9. Alvorlige metaboliske og endokrine forstyrrelser :
   - **Årsager:** diabetisk ketoacidose, hyperosmolært koma, thyrotoksisk krise (skjoldbruskkirtelstorm), addisonisk krise.

10. Akut forgiftning :
    - **Årsager:** Overdosis af medicin, indtagelse af giftige stoffer, kulilteforgiftning.

Hver intensivpatient har sine egne unikke udfordringer baseret på deres patologi, sygehistorie og individuelle behov. Behandlingen kræver ofte en tværfaglig tilgang, der kombinerer medicin, kirurgi, farmakologi, fysioterapi og andre specialer for at give den bedst mulige pleje.

Vitale parametre :
overvågning og fortolkning

Overvågning af vitale parametre er grundlæggende i intensivbehandling. Disse målinger giver et øjeblikkeligt overblik over patientens stabilitet og fysiologiske velbefindende. Hvis de overvåges regelmæssigt og fortolkes korrekt, kan komplikationer forudses, indgreb styres og patientens fremskridt spores.

1. Hjertefrekvens (HR) :
   - **Overvågning:** Ved hjælp af en hjertemonitor, et pulsoximeter eller manuelt ved et pulspunkt.
   - **Fortolkning:** En høj hjertefrekvens (takykardi) kan indikere feber, dehydrering, blødning eller en reaktion på stress. Lav hjertefrekvens (bradykardi) kan være normalt hos nogle personer eller indikere et hjerteproblem, overdosering af medicin eller øget intrakranielt tryk.

2. Blodtryk (BP) :
   - **Overvågning:** Med en automatisk blodtryksmåler eller et arteriekateter til kontinuerlig invasiv måling.
   - **Fortolkning:** Hypertension kan indikere smerte, en reaktion på stress eller hjertepatologi. Lavt blodtryk kan indikere blødning,
   - hjertesvigt eller septikæmi.

3. Åndedrætsfrekvens (RR) :
   - **Monitorering:** Direkte observation af brystkassens hævning og sænkning eller via en sensor på patientmonitoren.
   - **Fortolkning:** En høj FR (takypnø) kan skyldes åndedrætsbesvær, acidose eller feber. En lav FR (bradypnø) kan indikere overdosering af medicin, respiratorisk træthed eller neurologisk svækkelse.

4. Temperatur :
- **Overvågning:** Øre-, mund-, rektal- eller hudtermometer.
- **Fortolkning:** Feber tyder ofte på infektion, betændelse eller en reaktion på visse lægemidler. En lav temperatur (hypotermi) kan skyldes kuldepåvirkning, sepsis eller binyrebarkinsufficiens.

5. Iltmætning (SpO2) :
- **Overvågning:** Via et pulsoximeter, der normalt placeres på fingeren, øret eller foden.
- **Fortolkning:** En lav SpO2 indikerer hypoxæmi, som kan skyldes respirationssvigt, lungeemboli eller en kardial shunt.

6. Smerteskala :
- **Monitorering:** Ved hjælp af standardiserede skalaer eller simpelthen ved at interviewe patienten.
- **Fortolkning:** Smerter kan påvirke andre vitale parametre, og deres håndtering er afgørende for komfort og restitution.

7. Bevidsthedstilstand :
- **Overvågning:** Via Glasgow-skalaen eller AVPU-vurdering (Alert, Voice Response, Pain Response, Non-Reactive).
- **Fortolkning:** En ændring kan bl.a. indikere hjerneskade, forgiftning, hypoxi eller hypoglykæmi.

Regelmæssig og præcis overvågning af disse parametre er afgørende. En hurtig eller uventet ændring i et af disse vitale tegn kan være den første indikation på en forestående komplikation, der kræver øjeblikkelig indgriben. På intensivafdelingen, hvor hvert sekund tæller, er det en uvurderlig færdighed at kunne overvåge og fortolke de vitale parametre.

Kapitel 3

TEKNIKKER OG SPECIFIKKE INTERVENTIONER

Administrationsvej og kateterhåndtering

På intensivafdelingen kan hurtig og effektiv administration af medicin og andre løsninger være afgørende for en patients overlevelse. Det kræver et indgående kendskab til de forskellige administrationsveje og en upåklagelig beherskelse af kateterhåndtering.

1. Administrationsvej :
   - **Oral vej:** Selvom denne vej ofte foretrækkes på grund af dens enkelhed, er den måske ikke mulig på grund af patientens tilstand (koma, intubation) eller lægemidlets art.
   - **Intravenøs (IV):** Dette giver direkte adgang til blodbanen, hvilket gør det muligt for lægemidlerne at virke hurtigt.
   - **Intraosseøs (IO):** Anvendes, når hurtig intravenøs adgang er nødvendig, men vanskelig at opnå. Det indebærer at stikke en nål ind i knoglemarven.
   - **Subkutan vej: Primært** til administration af insulin eller antikoagulantia.
   - **Intramuskulær vej:** Gør det muligt at absorbere lægemidlet langsommere end ved IV-administration.
   - **Transdermal:** Brug af plastre, der frigiver lægemidlet i blodbanen gennem huden.
   - **Inhalationsvej:** Til medicin, der er designet til at virke direkte på luftvejene, såsom bronkodilatatorer.

2. Håndtering af kateter :
   - Perifert venekateter :
     - **Indføring:** Valg af indføringssted afhænger af patientens anatomi og den forventede varighed af infusionen.
     - **Pleje:** Regelmæssige forbindingsskift, overvågning for tegn på infektion eller flebitis, opretholdelse af streng asepsis.

- Centralt venekateter (CVK) :
  - **Indføring:** Under ultralydsvejledning for at reducere komplikationer. Almindelige steder: vena jugularis interna, vena subclavia og vena femoralis.
  - **Pleje:** Steril forbinding, overvågning for tegn på infektion, regelmæssig kontrol af position med røntgen.
- Arterielt kateter :
  - **Indføring:** Ofte i radial- eller femoralarterien for at overvåge blodtrykket eller tage blodprøver.
  - **Pleje:** Overvågning af den distale perfusion, opretholdelse af sterilitet, kontrol af trykkurven.
- Swan-Ganz-kateter eller termodilutionskateter :
  - **Indføring:** Måler hjertetryk og blandet iltmætning.
  - **Pleje:** Regelmæssig kalibrering, overvågning af hæmodynamiske parametre, forebyggelse af infektioner.
- Dialysekateter :
  - **Indføring:** Til hæmodialyse eller kontinuerlig glomerulær filtrering.
  - **Pleje:** Overvågning for tegn på infektion, vurdering af kateterets funktion, opretholdelse af asepsis.

Kateterhåndtering på intensivafdelinger kræver omfattende træning og regelmæssig opdatering af færdigheder for at forhindre komplikationer. Korrekt håndtering, nøje overvågning og forståelse af hver enkelt type kateter er afgørende for at sikre patientens sikkerhed og velbefindende.

Åndedrætshjælp : ikke-invasiv ventilation Intubation

Ved genoplivning, når en patients lunger ikke kan levere tilstrækkelig ilt til kroppen eller fjerne kuldioxid korrekt, kan respiratorisk støtte være afgørende. Behandlingen af patienter, der har brug for respiratorisk støtte, har udviklet sig betydeligt i løbet af årtierne, fra mindre invasive metoder til mere komplekse indgreb som intubation.

1. Ikke-invasiv ventilation (NIV) :
   - **Formål og indikationer** : NIV understøtter åndedrætsfunktionen uden at skulle indsætte en tube i luftrøret. Det bruges ofte til KOL-forværringer, kardiogent lungeødem og visse former for lungebetændelse.
   - CPAP (Kontinuerligt positivt luftvejstryk) :
     - Det er et kontinuerligt positivt luftvejstryk, der holder luftvejene åbne, og som ofte bruges til behandling af søvnapnø og lungeødem.
   - BiPAP (Bilevel Positive Airway Pressure) :
     - I modsætning til CPAP tilbyder BiPAP forskellige indåndings- og udåndingstryk, hvilket giver bedre støtte til dem, der har svært ved at ånde ud mod det positive tryk.

2. Indikationer for intubation :
Årsager til, at en patient kan have brug for intubation, omfatter akut åndedrætsbesvær, beskyttelse af luftvejene (f.eks. under operation), manglende evne til at fjerne CO_2 eller hypoventilation.

3. Intubationsprocedure :
   - **Forberedelse:** Sørg for venøs adgang, giv passende sedation og analgetika, og nogle gange paralyserende midler. Placer patienten i snuseposition.

- **Teknik:** Ved hjælp af et laryngoskop visualiserer lægen stemmebåndene og indfører endotrakealtuben. Bekræftelse af positionen er afgørende og udføres normalt ved hjælp af kapnografi og auskultation.
- **Potentielle komplikationer:** Disse omfatter en forkert placeret tube, skade på stemmebåndene, øsofageal intubation eller pneumothorax.

4. Mekanisk ventilation :
Efter intubation tilsluttes patienten ofte en mekanisk ventilator, som kan indstilles til forskellige tilstande afhængigt af patientens behov, f.eks. assisteret/kontrolleret ventilation (ACV) eller ventilation med et foruddefineret volumen eller tryk.

5. Afvænning og ekstubation :
Afvænning er den proces, hvor man gradvist reducerer patientens afhængighed af mekanisk ventilation. Den skal planlægges og udføres omhyggeligt. Extubation, eller fjernelse af tuben, sker, når patienten er i stand til at trække vejret effektivt på egen hånd.

Håndteringen af åndedrætsbesvær er kompleks og kræver koordinering mellem læger, sygeplejersker, respiratoriske fysioterapeuter og andre medlemmer af plejeteamet. En grundig forståelse af respiratorisk vurdering, indikationerne for hver form for hjælp og mulige komplikationer er afgørende for at sikre optimal håndtering på intensivafdelingen.

Håndtering af komplikationer og nødsituationer

På intensivafdelingen kan hvert øjeblik udvikle sig til en nødsituation. Sygeplejersker og alt medicinsk personale skal derfor være parate til at gribe ind hurtigt og effektivt.

Succes med at håndtere komplikationer afhænger af evnen til at genkende tidlige advarselstegn, have en grundig forståelse af den potentielle ætiologi og implementere en passende interventionsplan.

1. Hjertestop :
   - **Genkendelse:** Fravær af puls, bevidsthed og vejrtrækning.
   - **Intervention:** Øjeblikkelig påbegyndelse af hjerte-lunge-redning (HLR), defibrillering, hvis indikeret, administration af medicin i henhold til ACLS-protokollen (Advanced Cardiac Life Support).

2. Akut åndedrætsbesvær :
   - **Mulige årsager:** lungeødem, pneumothorax, lungeemboli, aspiration.
   - **Intervention:** iltning, justering af ventilation, evt. intubation eller thoraxparacentese.

3. Septisk chok :
   - **Genkendelse:** Hypotension, takykardi, bevidsthedsændring, oliguri.
   - **Intervention:** Hurtig indgift af væske, antibiotika, hæmodynamisk monitorering, evt. vasopressorer.

4. Indre eller ydre blødninger :
   - **Genkendelse:** Hypotension, takykardi, bleghed, angst, synlig blødning.
   - **Intervention:** Stop blødning, genoplivning med væske, blodtransfusion om nødvendigt.

5. Neurologiske komplikationer :
   - **Eksempler:** slagtilfælde, intrakraniel blødning, cerebral brok.
   - **Intervention:** Stabilisering, CT-scanning, monitorering af intrakranielt tryk, operation om nødvendigt.

6. Metaboliske komplikationer :
   - **Eksempler:** Hyperkaliæmi, hypoglykæmi, metabolisk acidose.
   - **Intervention:** Korrektion af anomalien ved hjælp af medicin, dialyse eller andre korrigerende foranstaltninger.

7. Komplikationer relateret til udstyret :
   - **Eksempler:** forskydning af endotrakealtuben, obstruktion af kateteret, ventilatorfejl.
   - **Intervention:** Hurtig revurdering af udstyr, korrektion eller udskiftning, kontinuerlig overvågning.

8. Infektiøse komplikationer :
   - **Genkendelse:** Feber, kulderystelser, ændringer i laboratorieprøver, symptomer, der er specifikke for det berørte organ.
   - **Intervention:** Kulturer, målrettet antibiotika, isolationsforanstaltninger.

Enhver komplikation eller nødsituation kræver en systematisk tilgang, styret af en grundig klinisk vurdering og ofte hurtige diagnostiske tests. Nøglen er hurtig, men velovervejet handling, effektiv kommunikation med teamet og konstant opdatering af færdigheder og viden gennem løbende træning. I et miljø, der er så dynamisk som intensivafdelingen, er forberedelse afgørende.

Kapitel 4

KUNSTEN AT KOMMUNIKERE PÅ INTENSIVAFDELINGEN

Kommunikation med patienten intuberet eller under sedation

Evnen til at kommunikere er et grundlæggende menneskeligt behov. Men på intensivafdelinger befinder patienter, der er intuberede eller bedøvede, sig ofte i en situation, hvor de midlertidigt ikke kan tale. For sygeplejerskerne er effektiv kommunikation med disse patienter ikke kun afgørende for en optimal klinisk behandling, men også for patientens følelsesmæssige og psykologiske velbefindende.

1. Vigtigheden af kommunikation :
   - **Reducering af angst:** Manglende evne til at tale eller bevæge sig frit kan forårsage intens stress. Det er vigtigt at berolige patienten ved at kommunikere.
   - **Indsamling af information:** Selv uden tale kan en patient give vigtig information om sine smerter, ubehag eller andre behov.

2. Ikke-verbale metoder :
   - **Læbelæsning:** Hvis patienten er i stand til at bevæge læberne uden at sige en lyd, kan læbelæsning være en mulighed.
   - **Tegnsprog:** Enkle bevægelser, såsom en tommelfinger op for "ja" eller en rysten på hovedet for "nej", kan aftales.
   - **Kommunikationstavle:** En tavle med almindeligt brugte ord, bogstaver eller symboler, som patienten kan pege på.
   - **Skrivning:** Hvis patienten har tilstrækkelig styrke og koordination, kan de skrive deres behov eller spørgsmål ned.

3. Brug af teknologi:
- **Tablets eller smartphones:** Specifikke applikationer kan gøre kommunikationen lettere, især tekst-til-tale-applikationer.
- **Lys eller klokker:** Et simpelt system til at advare personalet kan indføres.

4. Fortolkning af ikke-verbale signaler :
- **Ansigtsudtryk:** En grimasse kan indikere smerte, en rynke forvirring.
- **Bevægelser:** Bevægelser som at tage sig til brystet kan signalere brystsmerter.
- **Kropssprog:** Rastløshed, uro eller andre bevægelser kan indikere ubehag eller et uopfyldt behov.

5. Sikring af menneskelig tilstedeværelse :
- **Berøring:** En hånd, der holdes, et kærtegn på panden eller en simpel berøring kan give trøst og tryghed.
- **Tale:** Selv om patienten ikke kan svare, kan det være trøstende at tale regelmæssigt, forklare, hvad der sker, spille yndlingsmusik eller afspille en elsket persons stemme.

6. Forberedelse til kommunikation :
- **Uddannelse af plejepersonale:** Sygeplejersker bør modtage specifik træning i at kommunikere med ikke-verbale patienter.
- **Familieinddragelse:** Familiemedlemmer kan ofte tolke subtile signaler, som sundhedspersonalet måske overser.

Kommunikation med en intuberet eller sederet patient er en udfordring, men det er stadig et vigtigt aspekt af genoplivningsbehandlingen. Hvis man anerkender patientens behov for at udtrykke sig og forstå og implementerer strategier, der letter denne kommunikation, kan det i høj grad forbedre deres oplevelse på intensivafdelingen.

Samarbejde med det medicinske team: læger, plejeassistenter, og andre fagfolk

Intensivafdelingen er et komplekst miljø, hvor patienternes liv afhænger af hurtige, præcise og koordinerede indgreb. For sygeplejersker er det fundamentalt at arbejde tæt sammen med et tværfagligt team. Dette samarbejde garanterer ikke kun patientsikkerhed, men også optimal pleje.

1. Forståelse af roller :
   - **Læger:** De stiller diagnosen, definerer behandlingsplanen og er ofte omdrejningspunktet for koordineringen af plejen.
   - **Plejeassistenter:** De hjælper med grundlæggende pleje, såsom hygiejne, mobilisering og ernæring.
   - **Andre fagfolk:** fysioterapeuter, ernæringseksperter, farmaceuter, psykologer osv. bringer deres specifikke ekspertise til bordet for at give omfattende pleje.

2. Effektiv kommunikation :
   - **Målrettet kommunikation:** at give præcis og relevant information under kommunikationen for at sikre kontinuitet i plejen.
   - **Tværfaglige møder:** Disse regelmæssige møder bruges til at diskutere komplekse sager og sikre, at alle fagfolk er på linje.

3. At forsvare patientens behov :
   - **Fortalervirksomhed:** Sygeplejersken er ofte patientens vigtigste talsmand og sikrer, at der tages hensyn til deres behov og præferencer.
   - **Anticipation:** At forudse patientens behov og kommunikere med teamet for at sikre, at de nødvendige ressourcer er på plads.

4. Konflikthåndtering :
   - **Genkendelse:** Identificer hurtigt en uenighed eller en spænding og løs den.
   - **Forhandling:** At finde fælles løsninger, der respekterer hver persons ekspertise og samtidig prioriterer patientens velbefindende.

5. Løbende træning og uddannelse:
   - **Tværprofessionel træning:** At lære sammen fremmer en bedre forståelse af hinandens roller.
   - **Workshops og simuleringer:** Genskab komplekse scenarier for at øve samarbejde i virkelige situationer.

6. Gensidig støtte :
   - **Teamets velbefindende:** Anerkend, at hvert medlem af teamet kan opleve stress eller træthed. Tilbyd støtte og bed om hjælp, hvis det er nødvendigt.
   - **Feedback:** Konstruktiv feedback gør det muligt for teamet hele tiden at forbedre sig.

7. Fælles dokumentation :
   - **Elektroniske patientjournaler:** Sikring af, at oplysningerne er opdaterede, tilgængelige og forståelige for alle teammedlemmer.
   - **Protokoller og retningslinjer:** Klare, fælles retningslinjer sikrer, at alle teammedlemmer er på samme bølgelængde.

Samarbejde på intensivafdelingen er ikke bare ønskeligt, det er livsvigtigt. Sygeplejerskerne, som er kernen i denne dynamik, skal ikke kun udmærke sig med deres egne færdigheder, men også vide, hvordan man interagerer, kommunikerer og samarbejder med en lang række fagfolk. Det er ved at få mest muligt ud af hver enkelts ekspertise, at patientplejen bliver mest effektiv.

Navigere i vanskelige situationer: efterladte familier, følsomme meddelelser

Et af de mest følsomme aspekter ved at arbejde på en intensivafdeling er at håndtere øjeblikke med intense følelser, hvad enten det er på grund af chokerende nyheder, en dyster prognose eller en patients død. For sygeplejerskerne kræver det en kombination af medfølelse, takt og dygtighed.

1. Forståelse af sorgens faser :
   - **Benægtelse: Den** første reaktion er ofte vantro. Det er vigtigt at give familien tid til at bearbejde informationen.
   - **Vrede:** Misforståelser kan føre til vrede. Sygeplejersken skal forblive rolig og støttende uden at tage vreden personligt.
   - **Fortvivlelse, depression, accept:** At genkende disse faser kan hjælpe sygeplejerskerne med at tilbyde den rette støtte.

2. Annoncér nyheden:
   - **Forberedelse:** Forbered dig mentalt, vælg et roligt, privat sted, og sørg for, at tidspunktet er rigtigt.
   - **Klarhed og ærlighed:** Brug et enkelt sprog, undgå medicinsk jargon, og vær ærlig omkring prognosen.

- **Empati: At vise** empati, lytte i stedet for at tale og give familien mulighed for at udtrykke deres følelser.

3. Håndtering af følelsesmæssige reaktioner :
   - **Aktiv lytning:** Lægge et opmærksomt øre til, anerkende familiens følelser og tilbyde støtte.
   - **Beroligelse uden falske forhåbninger: Det er** vigtigt at være realistisk, når man giver beroligelse.

4. Inddragelse af plejeteamet :
   - **Specialistintervention:** Hvis det er muligt, så tilkald et psykosocialt supportteam eller en socialrådgiver til at hjælpe familien.
   - **Debriefing:** Tal med det medicinske team for at sikre, at alle er klar over situationen, og for at få støtte.

5. Respekt for ritualer og overbevisninger:
   - **Viden:** Find ud af, hvad familiens kulturelle eller religiøse overbevisninger og ritualer er, og respekter dem så vidt muligt.
   - **Fleksibilitet:** Tilpasning af pleje og støtte til familiens behov.

6. Pas på dig selv :
   - **Anerkend dine følelser: Det er** normalt for sygeplejersker at føle følelser. Det er vigtigt at acceptere dem og finde måder at håndtere dem på.
   - **Dekompression:** Find tid til at slappe af, tal med kolleger eller en professionel, og øv dig i afslapningsteknikker.

7. Støtte ved dødsfald :
   - **Mindehøjtidelighed:** Hjælp eventuelt familien med at arrangere en mindehøjtidelighed eller ceremoni på hospitalet.
   - **Opfølgning:** I nogle institutioner kan der tilbydes opfølgning med familien for at give yderligere støtte.

Svære situationer på intensivafdelingen er uundgåelige, men med en empatisk, informeret og omsorgsfuld tilgang kan sygeplejersker gøre en betydelig forskel for patienterne og deres familier.

Kapitel 5

FØLELSESMÆSSIG HÅNDTERING OG TRIVSEL

Forståelse af udbrændthed, Medfølelsestræthed og posttraumatisk stress

Intensivafdelingen er med sit hektiske tempo og sine ofte kritiske situationer en smeltedigel af intense følelser. For plejepersonalet betyder det at arbejde der ikke kun at stå over for medicinske udfordringer, men også følelsesmæssige og psykologiske. Tre fænomener er særligt bemærkelsesværdige: udbrændthed, medfølelsestræthed og posttraumatisk stress.

Udbrændthed nævnes ofte inden for det medicinske område. Det er en følelse af professionel udmattelse, hvor plejepersonalet oplever dyb træthed, voksende demotivation og en følelse af ineffektivitet. Kernen i dette fænomen er et tab af mening. De daglige opgaver virker uoverkommelige, afstanden vokser mellem den professionelle og hans eller hendes patienter, og den passion, der plejede at drive arbejdet, forsvinder.

Relateret til, men forskellig fra, udbrændthed, opstår **compassion fatigue,** når plejepersonale bliver følelsesmæssigt udmattede som følge af at blive udsat for andres lidelser. Det er, som om evnen til empati, den fine egenskab, der gør mange plejere til fremragende fagfolk, bliver et tveægget sværd. I kraft af at føle, sympatisere og ledsage sætter en tyngde ind. Patienternes historier er ikke længere isolerede anekdoter, men en kumulativ vægt, der vejer tungt på hjertet.

Og så er der **posttraumatisk stress**. På intensivafdelingen er det ikke ualmindeligt at være vidne til traumatiske situationer, uventede dødsfald og beslutninger med vidtrækkende konsekvenser. Selv om man er trænet i at håndtere dem, kan disse begivenheder sætte deres spor.

Som et fjernt ekko kommer de tilbage i form af flashbacks, søvnløshed eller kedelig angst.

Men at forstå disse fænomener er allerede et skridt i retning af at håndtere dem. Det betyder, at man anerkender, at sårbarhed ikke er en svaghed, men en menneskelig realitet. I deres søgen efter at hjælpe må omsorgspersoner ikke glemme at hjælpe sig selv. Strategier kan iværksættes, hvad enten det handler om at finde en balance mellem arbejdsliv og privatliv, tale med kolleger eller søge professionel støtte.

Skønheden i omsorgsfaget ligger i denne gave af sig selv, denne evne til at være der for andre. Men for at kunne blive ved med at give, skal man også vide, hvordan man fylder sig selv op, genoplader batterierne og nogle gange accepterer, at den smerte, man føler, er en afspejling af en dybt engageret menneskelighed.

Teknikker til modstandsdygtighed og egenomsorg

Stillet over for den rystende virkelighed på intensivafdelingen er det bydende nødvendigt for plejepersonalet at udvikle modstandsdygtighedsmekanismer og praktisere egenomsorg. Disse metoder er ikke tegn på svaghed, men snarere værktøjer til at bevare og styrke det mentale, følelsesmæssige og fysiske helbred.

1. Forståelse af resiliens :
Resiliens er ikke fravær af følelser i modgang, men evnen til at komme tilbage fra vanskelige situationer. Det indebærer at genkende sine følelser, bearbejde dem og finde måder at komme videre på.

2. Kultivering af mindfulness :
At praktisere meditation eller mindfulness gør dig i stand til at forblive forankret i nuet. Det hjælper med at distancere sig fra negative følelser, håndtere stress bedre og øge tolerancen over for følelsesmæssig smerte.

3. Indstilling af grænser :
Det er vigtigt at lære at sige "nej" eller at bede om hjælp. At vide, hvordan man genkender sine grænser og giver sig selv lov til at tage en pause, er afgørende for at forhindre udbrændthed.

4. Fysisk pleje :
Motion, en afbalanceret kost og tilstrækkelig søvn er grundlaget for et godt helbred. Det hjælper med at bekæmpe stress, forbedre humøret og styrke immunforsvaret.

5. Søger støtte :
Det kan være en stor hjælp at tale om sine oplevelser og følelser med kolleger, venner eller terapeuter. Støttegrupper, hvad enten de er formelle eller uformelle, tilbyder et sikkert sted at dele og føle sig forstået.

6. Regenerative aktiviteter :
Alle har brug for at finde noget, der giver dem ressourcer. Det kan være læsning, kunst, musik, at være sammen med dem, man holder af, naturen osv. Disse aktiviteter giver dig mulighed for at koble fra, regenerere og genvinde energi.

7. Journalisering :
At skrive regelmæssigt giver dig mulighed for at udtrykke dine tanker og følelser, reflektere over situationer, du har været igennem, og finde løsninger eller nye perspektiver.

8. Videreuddannelse :
Træning i stresshåndtering, kommunikation eller afslapningsteknikker kan være meget gavnligt. De giver praktiske værktøjer til at håndtere udfordringerne i jobbet.

9. Fejring af succes:
Selv små sejre er værd at fejre. De minder os om det ultimative mål med denne profession: at hjælpe og helbrede.

10. Taknemmelighed :
At praktisere taknemmelighed, selv i de mørkeste øjeblikke, har vist sig at have en positiv effekt på den mentale sundhed. Det kan gøres mentalt, skriftligt eller højt.
Nøglen er at erkende, at det at tage vare på sig selv ikke er en luksus, men en nødvendighed. I en så krævende profession som intensiv pleje, hvor man giver så meget af sig selv, er det vigtigt at huske, at man ikke kan trække fra en tør brønd. Modstandsdygtighed og egenomsorg er de midler, hvormed vi sikrer, at denne brønd altid fyldes op.

Peer-støtte og vigtigheden af debriefing

I den krævende verden af intensivpleje er forbindelser mellem fagfolk vigtigere end nogensinde. Ud over protokoller og teknikker er det menneskelige element stadig kernen i professionen. I dette miljø, hvor beslutninger har vidtrækkende konsekvenser, og følelserne er i kog, er peer support og debriefing afgørende værktøjer.

1. Styrken ved peer-støtte :
At arbejde på en intensivafdeling er i sig selv stressende. Sygeplejersker, læger og andre fagfolk er jævnligt vidner til stressende situationer. I denne sammenhæng er det uvurderligt at kunne henvende sig til en kollega, der forstår kompleksiteten i disse øjeblikke.

- **Gensidig forståelse:** Hvem kan bedre forstå presset fra en vanskelig intubation, sorgen over at miste en patient eller frustrationen over en kompliceret situation end en kollega, der har været igennem det samme?
- **Deling af strategier:** At tale med andre giver dig ikke kun mulighed for at dele følelser, men også mestringsstrategier, tips og råd.

2. Vigtigheden af debriefing :
Debriefing, der ofte udføres efter vigtige eller traumatiske begivenheder, giver teamet mulighed for at mødes og diskutere situationen.
- **At udtrykke og håndtere følelser:** Efter en kritisk begivenhed er det afgørende at kunne sætte ord på sine følelser, hvad enten det er frygt, skyldfølelse, vrede eller noget andet.
- **Analyse af situationen:** Debriefing er ikke kun følelsesmæssig. Det er også en mulighed for at genoverveje de beslutninger, der er truffet, evaluere de handlinger, der er foretaget, og overveje fremtidige forbedringer.
- **Styrkelse af teamets samhørighed:** At mødes og dele et øjebliks sårbarhed styrker båndene mellem teammedlemmerne. Det skaber et arbejdsmiljø baseret på tillid og gensidig respekt.

3. Opsætning af regelmæssig support :
Man skal ikke vente på, at der opstår en krise, før man støtter eller debriefer hinanden. Det bedste er at etablere regelmæssige mekanismer som f.eks:
- **Regelmæssige teammøder:** Disse kan bruges til at diskutere sager, dele bekymringer eller fejre succeser.
- **Træning i debriefing:** Alle teammedlemmer bør trænes i denne praksis, så de kan få fuldt udbytte af den.

- **Skabe et åbent miljø:** Opmuntre til en kultur, hvor det er accepteret at udtrykke følelser, og hvor der opfordres til diskussion.

På et så krævende område som intensivpleje er solidaritet og gensidig støtte ikke bare en fordel, men en nødvendighed. De er med til at holde tingene i balance, garantere optimal plejekvalitet og sikre trivsel for dem, der står i forreste linje, dag efter dag.

Kapitel 6

VIRKELIGE CASESTUDIER : AT LÆRE AF ERFARING

Akut respirationssvigt

På intensivafdelinger kan svigt af et organ eller system hurtigt føre til en kæde af komplikationer. Især akut respirationssvigt er en af de mest almindelige og kritiske medicinske nødsituationer, der kræver hurtig og effektiv indgriben.

1. Definition :
Akut respirationssvigt defineres som lungernes manglende evne til at opretholde et tilstrækkeligt niveau af iltning og/ eller korrekt eliminering af kuldioxid. Det kan være hypoxæmisk (mangel på ilt) eller hyperkapnisk (overskud af kuldioxid).

2. Almindelige årsager :
Akut respirationssvigt kan opstå af en række forskellige årsager, bl.a:
- Lungebetændelse
- Akut lungeødem
- Alvorlig astma
- Lungeemboli
- ARDS (akut respiratorisk distress syndrom)
- Thorax-traume
- Indånding af dampe eller kemikalier

3. Kliniske tegn :
Symptomerne kan variere afhængigt af årsagen og sværhedsgraden, men omfatter generelt:
- Dyspnø (åndedrætsbesvær)
- Cyanose (blåligt skær i huden, især omkring læberne og neglene)
- Takypnø (hurtig vejrtrækning)
- Brug af hjælpemuskler til vejrtrækning
- Nedsat bevidsthed
- Svedende

4. Behandling på intensivafdelingen :
Hurtighed og effektivitet er afgørende for at stabilisere en patient med akut respirationssvigt.
- **Indledende vurdering:** Som ved enhver medicinsk nødsituation er det første skridt en ABCD-vurdering (Airway, Breathing, Circulation, Disability) for at sikre, at luftvejene er frie, vurdere vejrtrækningen, kontrollere kredsløbet og vurdere bevidsthedsniveauet.
- **Iltbehandling: Det er** ofte nødvendigt at give ilt for at øge iltindtaget. Dette kan gøres via en maske, næsekanyle eller i alvorlige tilfælde mekanisk ventilation.
- **Specifik behandling: Behandlingen** vil afhænge af den underliggende årsag til svigtet. Det kan omfatte medicin, f.eks. bronkodilatatorer mod astma, antibiotika mod lungebetændelse eller diuretika mod lungeødem.
- **Kontinuerlig overvågning:** På intensivafdelingen er overvågning afgørende. Det omfatter regelmæssig måling af blodgasser, overvågning af iltmætning, vurdering af vejrtrækningsarbejde og lytning til lungerne.

Akut respirationssvigt er en medicinsk nødsituation, der kræver ekspertise, hurtig beslutningstagning og tæt samarbejde mellem alle sundhedsprofessionelle. På intensivafdelingen er målet ikke kun at stabilisere patienten, men også at behandle den underliggende årsag for at undgå yderligere komplikationer.

Behandling af septisk shock

Septisk chok er en af de mest alvorlige medicinske nødsituationer, og man støder ofte på det på intensivafdelinger. Det er en komplikation til infektion, som kan føre til multiorgansvigt og død, hvis det ikke behandles hurtigt og korrekt. Forståelse og hurtig håndtering af dette syndrom er afgørende for at forbedre overlevelsesraten.

1. Forståelse af septisk shock :
Septisk shock udløses af en infektion, der fører til en systemisk inflammatorisk reaktion i hele kroppen. Denne reaktion kan føre til reduceret hjerteydelse og dårlig perfusion af vitale organer.

2. Tegn og symptomer :
De kan variere, men omfatter ofte :
- Feber eller hypotermi
- Hurtig, svag puls
- Hurtig vejrtrækning
- Lavt blodtryk trods passende behandling
- Nedsat bevidsthed
- Nedsat diurese
- Cyanose

3. Indledende behandling :
- **Volumengenoplivning:** Hurtig indgift af intravenøse væsker er afgørende for at øge hjertets minutvolumen og organernes perfusion.
- **Antibiotikabehandling:** Antibiotika bør administreres så hurtigt som muligt efter dyrkning for at bekæmpe den underliggende årsag til infektionen.
- **Opretholdelse af perfusion:** I tilfælde, hvor blodtrykket ikke reagerer på genoplivning af volumen, kan det være nødvendigt med vasopressormedicin som noradrenalin.

4. Tilsyn med og støtte til organer :
- **Hæmodynamisk monitorering:** Invasiv monitorering, såsom et arteriekateter eller Swan-Ganz-kateter, kan være nødvendig for at vurdere blodtryk, hjertets minutvolumen og andre parametre.

- **Respiratorisk støtte:** Mange patienter med septisk shock har brug for mekanisk ventilation på grund af åndedrætsbesvær eller beskyttelse af luftvejene.
- **Nyresupport: I tilfælde af** nyresvigt kan det være nødvendigt med ekstra rening, såsom dialyse.
- **Glykæmisk kontrol: Det** er vigtigt at kontrollere blodsukkerniveauet, da høje eller ustabile niveauer kan forværre tilstanden.

5. Global tilgang :
- **Find kilden: Det er afgørende at** identificere og behandle kilden til infektionen. Det kan kræve operation, f.eks. for at dræne en byld.
- **Laboratorieovervågning:** Blodlaktat, komplet blodtælling, dyrkning og biokemiske tests er afgørende for at vurdere sværhedsgraden og vejlede behandlingen.

Håndtering af septisk shock er en udfordring, der kræver tidlig genkendelse, hurtig indgriben og en tværfaglig tilgang. Med den rette behandling kan patienternes chancer for at overleve forbedres betydeligt. Men det er vigtigt at huske, at hvert minut tæller, og at koordinering mellem sygeplejersker, læger og andet sundhedspersonale er afgørende for at sikre det bedste resultat for patienten.

At gribe ind i en sag akut nyresvigt

Akut nyresvigt (ARF) er en tilstand, hvor nyrerne pludselig mister deres evne til at filtrere affaldsstoffer fra blodet. Det kan udvikle sig i løbet af timer eller dage og kan være dødeligt, hvis det ikke behandles hurtigt. På intensivafdelinger kræver håndteringen af AKI særlig opmærksomhed og ekspertise.

1. Forståelse af akut nyresvigt :
AKI kan skyldes en række faktorer, herunder nedsat blodgennemstrømning til nyrerne, direkte nyreskader eller blokering af urinstrømmen.

2. Almindelige årsager :
   - Hypovolæmi
   - Septisk chok
   - Nefrotoksiske lægemidler
   - Glomerulonefritis
   - Obstruktion af urinvejene, som ved nyresten
   - Renal iskæmi

3. Genkendelse af tegn og symptomer :
   - Nedsat diurese (produktion af urin)
   - Hævelse af ben, ankler eller fødder
   - Træthed eller forvirring
   - Kvalme
   - Brystsmerter eller åndenød
   - Hyperkaliæmi (høje niveauer af kalium i blodet)

4. Behandling på intensivafdelingen :
   - **Genopret renal perfusion:** Hvis ARF skyldes hypovolæmi eller chok, kan det være nødvendigt at give intravenøs væske og/eller blodtryksforstærkende medicin.
   - **Undgå nefrotoksiske lægemidler:** Nogle lægemidler kan forværre AKI, så det er afgørende at vurdere alle de lægemidler, du tager, og justere dem i overensstemmelse hermed.
   - **Omhyggelig monitorering:** Regelmæssig måling af diurese, blodelektrolytter, kreatinin og urinstof er afgørende for at vurdere nyrefunktionen og styre behandlingen.
   - **Behandling af elektrolytforstyrrelser:** Ubalancer, især hyperkaliæmi, kan være dødelige og kræver hurtig indgriben.

- **Nyresupport:** I alvorlige tilfælde, hvor nyrerne ikke hurtigt genvinder deres funktion, kan det være nødvendigt med midlertidig ekstra rening, såsom dialyse eller hæmofiltrering.

5. Samarbejde med specialister :
Tidlig nefrologisk konsultation er ofte indiceret for at guide behandlingen og træffe beslutninger om mere invasive indgreb som dialyse.

Akut nyresvigt på intensivafdelinger kræver tværfaglig behandling, tæt overvågning og hurtig indgriben. Der skal lægges vægt på forebyggelse, behandling af den underliggende årsag og støtte til nyrefunktionen. Med passende indgriben og samarbejde kan mange tilfælde af AKI vendes, så nyrefunktionen genoprettes.

Kapitel 7

UDSTYR OG TEKNOLOGI PÅ INTENSIVAFDELINGEN

Ventilationsmaskiner og monitorer

På intensivafdelinger er mekanisk ventilation ofte afgørende for at støtte patienter med åndedrætsbesvær eller for at beskytte deres luftveje. Ventilationsmaskiner og tilhørende monitorer er centrale for denne intervention. At forstå, hvordan de fungerer, hvordan de virker, og hvilke parametre de overvåger, er afgørende for alle, der arbejder på intensivafdelinger.

1. Introduktion til mekanisk ventilation :
Mekanisk ventilation er en metode til at erstatte eller understøtte en patients åndedrætsfunktion ved at bruge en maskine til at tilføre en blanding af luft og ilt direkte til lungerne.

2. Ventilationsmaskiner :
   - **Respiratorer med konstant volumen:** Disse leverer en defineret mængde luft ved hvert åndedrag, uanset trykvariationer.
   - **Respiratorer med konstant tryk:** De leverer luft ved et defineret tryk, og volumenet kan variere afhængigt af lungernes eftergivenhed og luftvejsmodstanden.
   - **Hybridventilatorer:** Disse kombinerer egenskaberne fra de to foregående ventilatorer, hvilket giver større fleksibilitet i behandlingen.

3. Almindelige ventilationsformer :
   - **Kontrolleret volumen (CV):** Et foruddefineret volumen administreres for hvert åndedrag.
   - **Kontrolleret tryk (PC):** Maskinen leverer luft, indtil et indstillet tryk er nået.
   - **Assisteret/kontrolleret vejrtrækning (A/C):** Tillader både spontan og mekanisk vejrtrækning.
   - **Trykstøtte (PS):** Hjælper alle spontane patientåndedræt ved at give foruddefineret trykstøtte.

- **Højfrekvent ventilation:** Bruger meget hurtige vejrtrækninger med lav volumen til at ilte lungerne og samtidig minimere skader.

4. Tilknyttede skærme :
Realtidsovervågning af den ventilerede patient er afgørende for at sikre en sikker og effektiv ventilation.
- **Måling af tidevandsvolumen:** Mængden af luft, der leveres med hvert åndedrag.
- **Luftvejstryk:** Angiver trykket i lungerne under ventilation.
- **Åndedrætsfrekvens:** Antal vejrtrækninger pr. minut, uanset om de initieres af patienten eller maskinen.
- **Kapnografi:** Måler koncentrationen af udåndet CO_2, hvilket er afgørende for vurderingen af alveolær ventilation.
- **Iltmætning (SpO_2):** Måler procentdelen af iltbundet hæmoglobin i blodet, hvilket afspejler iltningens effektivitet.

5. Praktiske aspekter og sikkerhed :
- **Alarmer:** Alle ventilationsmaskiner er udstyret med alarmer, der signalerer afvigelser fra de indstillede parametre, afbrydelser eller forhindringer.
- **Vedligeholdelse og kontrol:** Regelmæssig kontrol og forebyggende vedligeholdelse er afgørende for at holde disse vitale maskiner kørende uden problemer.
- **Uddannelse og træning:** Alt personale, der arbejder på intensivafdelinger, skal uddannes i brug, overvågning og tidlig opdagelse af respiratorrelaterede problemer.

Mekanisk ventilation er en hjørnesten i intensivbehandling. At mestre teknologien, forstå de forskellige ventilationstilstande og fortolke monitordata er vigtige færdigheder for at sikre en sikker og effektiv behandling. Et tæt samarbejde mellem læger, sygeplejersker, respiratorterapeuter og teknikere er afgørende for at optimere plejen af ventilerede patienter.

Udstyret hæmodynamisk overvågning

Hæmodynamisk monitorering er afgørende for at kunne vurdere og vejlede behandlingen af kritisk syge patienter på intensivafdelinger. Den giver et realtidsbillede af patientens kardiovaskulære funktion og muliggør hurtige, målrettede indgreb som reaktion på hæmodynamiske ændringer.

1. Introduktion til hæmodynamisk monitorering :
Hæmodynamisk monitorering gør det muligt at overvåge vitale parametre i forbindelse med blodcirkulation og hjertefunktion.

2. Ikke-invasive monitorer :
   - **Ikke-invasiv blodtryksmåler (NIBP):** Regelmæssig måling af blodtrykket ved hjælp af en oppustelig manchet.
   - **Pulsoximetri (SpO2):** Vurderer blodets iltmætning ved hjælp af en sensor, der normalt placeres på fingerspidsen.
   - **Elektrokardiografi (EKG):** Overvåger hjertets elektriske aktivitet, hvilket gør det muligt at opdage arytmier og andre hjerteabnormaliteter.

3. Invasive monitorer :
   - **Arteriekateter:** Placeres normalt i radial- eller femoralarterien og muliggør kontinuerlig måling af blodtryk og letter blodprøvetagning.
   - **Swan-Ganz- eller lungearterieballonkateter:** Indføres gennem en central vene og føres ind i lungearterien, hvor det måler lungearterietryk, centralt venetryk (CVP) og hjertets minutvolumen.

4. Avancerede skærme :
- **Backflow-kardiometri (PICCO):** Kombination af arteriekateterisering og termodilutionsteknikker til at estimere hjertets minutvolumen og andre parametre.
- **Øsofageal Doppler:** Bruger ultralyd til at estimere hjertets output og visualisere blodgennemstrømningen i de vigtigste hjertekamre.
- **Bioimpedans- eller bioreaktansovervågning:** Måler variationer i den elektriske modstand i brystkassen for at estimere blodvolumen og hjertets output.

5. Fortolkning og anvendelse :
- **Volumenkontrol:** brug af hæmodynamiske data til at styre væskeresuscitering og brug af vasopressorer eller inotroper.
- **Vurdering af hjertefunktion:** Påvisning af hjertesvigt og vejledning i interventioner til støtte for hjertet.
- **Overvågning efter hjertekirurgi:** Postoperativ overvågning for at opdage komplikationer og justere behandlinger.

6. Sikkerhed og forholdsregler :
- **Potentielle komplikationer:** Det er vigtigt at overvåge kateterets indstikssted for at undgå infektion, blødning eller trombose.
- **Alarmer:** Monitorerne er udstyret med alarmer, der udløses ved afvigelser fra definerede parametre, hvilket muliggør hurtig indgriben.
- **Uddannelse:** Intensivsygeplejersker skal uddannes i brug, overvågning og hurtig opdagelse af problemer i forbindelse med hæmodynamisk overvågningsudstyr.

Hæmodynamisk monitorering er en hjørnesten i patientbehandlingen på intensivafdelinger. Det kræver en grundig forståelse af de parametre, der overvåges, tekniske færdigheder i at installere og vedligeholde udstyret samt evnen til at fortolke og handle på data i realtid for at sikre den bedst mulige patientbehandling.

Teknologiske innovationer og telemedicin

I det stadigt skiftende medicinske landskab inden for kritisk pleje spiller teknologien en hidtil uset rolle i at forbedre patientplejen og lette samarbejdet mellem sundhedspersonale. I den digitale tidsalder er der opstået telemedicin, som kombinerer medicinsk ekspertise og teknologi for at udvide rækkevidden af plejen, især i situationer, hvor fysisk nærhed er vanskelig.

1. Introduktion til teknologiske innovationer inden for intensiv pleje :
Teknologiske fremskridt har i høj grad ændret den måde, intensivpatienter behandles på, og givet mere præcise værktøjer til diagnose, behandling og overvågning.

2. Elektroniske patientjournaler (EMR) :
   - **Centraliserede oplysninger:** EMR samler alle patientoplysninger på ét sted, hvilket forbedrer effektiviteten og sikkerheden i plejen.
   - **Interaktivitet:** De giver opdateringer i realtid, alarmer til sundhedspersonale og dybdegående analyser af patientdata.

3. Enheder til fjernovervågning :
   - **Forbundne monitorer:** Disse enheder sender vitale data til et centralt sted, hvilket muliggør konstant overvågning, selv på afstand.
   - **Mobilapplikationer:** Disse gør det muligt for sundhedspersonale at overvåge patienter på afstand, modtage alarmer og konsultere vigtige oplysninger når som helst.

4. Telemedicin på intensivafdelinger:
- **Virtuelle konsultationer:** Eksperter kan gribe ind og tilbyde specialistrådgivning uden at være fysisk til stede ved siden af patienten.
- **Fjernovervågning:** Telemedicinske centre kan overvåge flere patienter på forskellige steder, hvilket sikrer, at eventuelle uregelmæssigheder hurtigt identificeres og håndteres.
- **Uddannelse og træning:** Telemedicin tilbyder løbende træningsmuligheder for personalet med webinarer, virtuelle simulationer og andre ressourcer.

5. Kunstig intelligens (AI) og dataanalyse :
- **Forudsigelse af komplikationer:** AI-algoritmer kan analysere patientdata for at identificere dem, der har risiko for komplikationer.
- **Diagnostisk hjælp:** AI kan hjælpe med at opdage uregelmæssigheder i f.eks. medicinske billeder eller EKG-optagelser.
- **Optimering** af behandling: Analyse af store mængder data kan guide behandlingsbeslutninger for at maksimere chancerne for succes.

6. Udfordringer og etiske overvejelser :
- **Datasikkerhed:** Centralisering af data rejser spørgsmål om fortrolighed og sikkerhed.
- **Pålidelighed: Indførelsen** af nye teknologier kræver omhyggelig kontrol for at sikre deres pålidelighed.
- **Adgang og uligheder:** Det er vigtigt at sikre, at fordelene ved telemedicin og teknologiske innovationer når ud til alle patienter, uanset deres geografiske eller socioøkonomiske situation.

Integrationen af teknologiske innovationer i intensivplejen har ændret den måde, hvorpå plejen leveres. Selvom disse teknologier giver enorme fordele, kræver de løbende uddannelse, konstant evaluering og opmærksomhed på etiske spørgsmål. Udfordringen ligger i, hvordan man integrerer disse værktøjer for at forbedre plejen og samtidig sikre sikkerhed, etik og retfærdighed for alle patienter.

Kapitel 8

FARMAKOLOGI PÅ INTENSIVAFDELINGER

Almindeligt anvendt medicin på intensivafdelingen

Den komplekse behandling af patienter på intensivafdelinger kræver brug af mange og ofte stærke lægemidler til at behandle, stabilisere eller understøtte vitale kropsfunktioner. Udvalget af lægemidler er stort og opfylder en lang række kliniske behov.

1. Introduktion til lægemidler på intensivafdelinger :
De lægemidler, der anvendes på intensivafdelinger, er afgørende for at reagere på akutte situationer, organsvigt og for at opretholde eller stabilisere vitale parametre.

2. Kardiovaskulære midler :
   - **Vasopressorer (noradrenalin, adrenalin):** Bruges til at øge blodtrykket i tilfælde af alvorlig hypotension.
   - **Inotrope midler (dobutamin, milrinon):** Forbedrer hjertets kontraktilitet.
   - **Antihypertensiva (nitroprussid, labetalol):** Bruges til at reducere forhøjet blodtryk.

3. Respiratoriske lægemidler :
   - **Bronkodilatatorer (salbutamol, ipratropium):** Udvider luftvejene i tilfælde af bronkospasme.
   - Kortikosteroider (hydrokortison, methylprednisolon): Reducerer inflammation i lungerne.

4. Neurologiske midler og sedation :
   - **Sedativer (midazolam, propofol):** Anvendes til sedation i tilfælde af intubation eller agitation.
   - **Antikonvulsiva (phenytoin, levetiracetam):** Til behandling eller forebyggelse af epileptiske anfald.
   - Analgetika (morfin, fentanyl): Til smertelindring.

5. Nyre- og elektrolytiske midler :
   - Diuretika (furosemid, mannitol): Hjælper med at fjerne overskydende væske.

- Elektrolyttilskud og -korrektorer (kaliumchlorid, natriumbicarbonat): Korrigerer elektrolytubalancer.

6. Anti-infektionsmedicin :
   - **Antibiotika (cefazolin, meropenem):** Til behandling af en række bakterielle infektioner.
   - Svampedræbende midler (fluconazol, anfotericin B): Til behandling af svampeinfektioner.
   - Antivirale midler (acyclovir, oseltamivir): Til virusinfektioner.

7. Gastrointestinale lægemidler :
   - **Medicin mod mavesår (omeprazol, ranitidin):** Beskytter maveslimhinden og forebygger stresssår.
   - **Prokinetika (metoclopramid):** letter den gastrointestinale motilitet.

8. Endokrine lægemidler :
   - **Insulin:** Til regulering af blodsukkerniveauet.
   - **Skjoldbruskkirtelhormoner:** I visse tilfælde af skjoldbruskkirteldysfunktion.

9. Antikoagulantia og hæmostater :
   - **Heparin, warfarin:** Forhindrer koagulation.
   - **Protamin:** Modgift mod heparin.
   - **Koagulationsfaktorer:** I tilfælde af blødning eller koagulopati.

Håndtering af lægemidler på intensivafdelinger er afgørende for plejepersonalet. Hvert middel har sine egne indikationer, kontraindikationer, interaktioner og bivirkninger. Fornuftig brug, baseret på en grundig forståelse, garanterer optimal håndtering og minimerer de risici, der er forbundet med medicinering.

Administration og ledelse
Bivirkninger

Effektiv medicinadministration er en vigtig del af genoplivningsplejen. Men på grund af styrken og kompleksiteten af de anvendte lægemidler er overvågning og håndtering af bivirkninger lige så afgørende for at sikre patientens sikkerhed og velbefindende.

1. Introduktion :
Håndtering af medicin på intensivafdelinger er mere end blot administration. Det indebærer konstant overvågning af patienternes reaktioner, tidlig opdagelse af bivirkninger og hurtig indgriben for at afbøde disse virkninger.

2. Administrationsprotokoller :
   - **Kontrol før administration:** for at sikre, at det rigtige lægemiddel gives til den rigtige patient, i den rigtige dosis, ad den rigtige vej, på det rigtige tidspunkt.
   - **Administrationsteknikker:** den specifikke viden, der er nødvendig for at administrere lægemidler ad forskellige veje, såsom intravenøs, oral eller inhaleret.
   - **Overvågning** efter **administration:** Umiddelbar overvågning efter administration for at opdage eventuelle tegn på reaktion.

3. Almindelige bivirkninger :
   - **Allergiske reaktioner:** Symptomer som hududslæt, ødem, dyspnø eller anafylaktisk chok.
   - **Organspecifikke toksiciteter:** For eksempel nefrotoksicitet med visse antibiotika eller kardiotoksicitet med visse lægemidler.
   - **Virkninger på centralnervesystemet:** Døsighed, svimmelhed eller uro med visse smertestillende eller beroligende midler.

4. Forebyggelse af bivirkninger :
- **Titrering:** Justering af dosis for at opnå den ønskede virkning uden bivirkninger.
- **Terapeutisk monitorering:** Brug laboratorietests til at monitorere lægemiddelniveauer, især dem med en snæver terapeutisk margin.
- **Patientuddannelse:** At informere patienter (hvor det er muligt) og deres familier om potentielle bivirkninger, så de kan opdages tidligt.

5. Reaktion på bivirkninger :
- **Dosisjustering:** Reducer eller øg dosis afhængigt af situationen.
- **Antidoter:** Nogle stoffer har specifikke modgifte til at modvirke deres virkning.
- **Symptomatisk støtte:** For eksempel at give antihistaminer ved en allergisk reaktion.

6. Psykologiske og følelsesmæssige konsekvenser :
- **Angst og forvirring:** Nogle stoffer kan fremkalde ændrede mentale tilstande. Det er afgørende at genkende og afbøde disse virkninger.
- **Kommunikation:** Forklar familien og patienten (hvis det er muligt) årsagerne til ændringer i humør eller adfærd på grund af medicinen.

7. Tværprofessionelt samarbejde :
- **Farmaceutens rolle:** Farmaceuter er uvurderlige allierede, når det gælder om at optimere administrationen af medicin, give information om lægemiddelinteraktioner og rådgive om håndtering af bivirkninger.
- **Tværfaglige teams:** Samarbejde mellem sygeplejersker, læger, farmaceuter og andet sundhedspersonale er afgørende for optimal medicinhåndtering.

Håndtering af bivirkninger på intensivafdelinger kræver streng overvågning, hurtig indgriben og tæt samarbejde mellem sundhedspersonalet. Al medicin har potentiale til at give en terapeutisk fordel, men det er vigtigt at afveje disse fordele mod de potentielle risici. Hovedformålet er altid at sikre patientens sikkerhed, komfort og velbefindende.

Antibiotisk profylakse og infektionshåndtering

En af de største udfordringer på intensivafdelingerne er forebyggelse og behandling af infektioner. Antibiotisk profylakse, brugen af antibiotika til at forebygge infektioner, spiller en afgørende rolle i denne henseende. Men den rigtige tilgang kræver en hårfin balance mellem forebyggelse af infektioner og begrænsning af antibiotikaresistens.

1. Introduktion:
Intensivmiljøet er særligt udsat for infektioner: kritisk syge patienter, hyppige invasive procedurer og et højt forbrug af antibiotika. Derfor er det vigtigt med antibiotisk profylakse og effektiv infektionshåndtering.

2. Principper for antibiotisk profylakse :
- **Målretning:** Antibiotikaprofylakse er ikke universel; den bruges til specifikke situationer eller procedurer med høj risiko for infektion.
- **Varighed:** Dette er generelt af kort varighed for at begrænse udviklingen af resistens.
- **Valg af antibiotikum:** Antibiotikummet skal være effektivt mod de mest sandsynlige patogener i den pågældende procedure eller situation.

3. Situationer, der kræver antibiotisk profylakse :
- **Højrisikokirurgi: f.eks.** kardiovaskulære procedurer, transplantationer.
- **Alvorlige traumer:** åbne frakturer, kraniocerebralt traume.
- Anlæggelse af invasivt medicinsk udstyr: centrale katetre, dræn.

4. Genkendelse og overvågning af infektioner :
- **Kliniske tegn:** Feber, leukocytose, ændringer i blodtrykket.
- **Mikrobiologisk undersøgelse:** bloddyrkning, urindyrkning, dyrkning af kropsvæsker.

5. Behandling af kendte infektioner :
- **Hurtig påbegyndelse af behandling:** Hurtig administration af antibiotika er ofte afgørende.
- **Adaptiv terapi:** Justering af behandlingen baseret på følsomheden af de identificerede patogener.
- **Sekventiel behandling:** Skift fra intravenøs til oral behandling, så snart patienten er stabil.

6. Forebyggelse af sundhedsrelaterede infektioner :
- **Håndhygiejne:** Den enkleste og mest effektive foranstaltning til at forhindre overførsel af infektioner.
- **Isolationsforanstaltninger:** I tilfælde af patienter, der er inficeret eller koloniseret af resistente patogener.

7. Problemet med multiresistente bakterier:
- **Overvågning:** Hurtig påvisning af kolonisering eller infektion med resistente stammer er afgørende.
- **Kontrolstrategier:** isolering af patienter, forstærket desinfektion og begrænsning af brugen af bredspektret antibiotika.

8. Uddannelse og træning :
- **Medicinsk team:** Øge bevidstheden om god hygiejnepraksis, protokoller for antibiotisk profylakse og antibiotikahåndtering.
- **Patienter og familier:** Øge bevidstheden om vigtigheden af håndhygiejne og genkende tegn på infektion.

Antibiotikaprofylakse og infektionshåndtering på intensivafdelingen er en reel udfordring, som kræver en mangesidet tilgang. Målet er dobbelt: at beskytte patienterne mod infektioner og samtidig bevare antibiotikas effektivitet for fremtiden.

Kapitel 9

Etik OG LOVGIVNING PÅ INTENSIVAFDELINGEN

Beslutninger om livets afslutning og begrænsning af pleje

I den hektiske verden på intensivafdelingen, hvor livet konstant støder sammen med døden, er beslutninger om livets afslutning og begrænsende pleje blandt de mest delikate og følelsesmæssige udfordringer for det medicinske team, patienterne og deres familier.

1. Introduktion:
I situationer, hvor helbredelse ikke længere er mulig, eller hvor medicinske indgreb kan forlænge livet uden at forbedre dets kvalitet, opfordres sundhedspersonale til at træffe komplekse beslutninger om livets afslutning.

2. Etik og vejledende principper :
- **Autonomi:** Respekt for patientens ønsker og præferencer, hvor disse er kendte.
- **Benefit og non-benefit:** Afvejning af fordele og risici ved behandlinger.
- **Retfærdighed:** At sikre, at ressourcerne bruges retfærdigt, og at alle patienter får den rette behandling.

3. Kommunikation :
- **Tidlig diskussion:** Diskuter patientens ønsker og præferencer i god tid, før situationen bliver kritisk.
- **Åben dialog:** Sørg for gennemsigtig kommunikation med patienten (hvor det er muligt) og familien om patientens tilstand, behandlingsmuligheder og forventede resultater.

4. Begrænsning af pleje :
- **Ikke at påbegynde: At** vælge ikke at påbegynde en behandling eller intervention på grund af dens formodede nytteløshed eller patientens ønsker.

- **Afbryd:** Afbryd en behandling eller procedure, der allerede er i gang, fordi den anses for at være unødvendig eller i strid med patientens ønsker.

5. Palliativ sedering :
    - **Formål: At** lindre uudholdelige symptomer ved livets afslutning, såsom smerter eller angst, uden at fremskynde døden.
    - **Metoder:** Valg af medicin, justering af doser og overvågning af virkninger.

6. Afvisning af behandling fra patientens side :
    - **Patientens ret:** Alle har ret til at nægte behandling, også selv om det kan medføre døden.
    - **Forhåndsdirektiver :** Dokument skrevet af patienten, der udtrykker hans/hendes ønsker vedrørende hans/hendes pleje ved livets afslutning.

7. Støtte til familien :
    - **Følelsesmæssig støtte: At** hjælpe familien med at komme igennem denne svære periode og med at sørge.
    - **Inddragelse i beslutningstagning:** Inddragelse af familien i beslutningstagning, samtidig med at patientens ønsker respekteres.

8. Efterspillet: sorg og støtte :
    - **Debriefing:** Post mortem-diskussioner med det medicinske team for at forstå de beslutninger, der blev truffet.
    - **Psykologisk støtte:** tilbyde rådgivning eller terapisessioner for at hjælpe med at håndtere sorgen.

9. Træning og støtte til det medicinske team:
    - **Etisk træning:** Regelmæssig træning af teamet i etiske principper og best practice i beslutninger om livets afslutning.

- **Følelsesmæssig støtte:** At skabe et rum, hvor teammedlemmer kan udtrykke deres følelser og modtage støtte.

Beslutninger om livets afslutning på intensivafdelinger er dybt menneskelige og kræver omhyggelig lytning, dyb medfølelse og en stærk etisk sans. Ved at respektere patientens ønsker og værdighed, samtidig med at man støtter familien og det medicinske team, kan disse beslutninger træffes med integritet og menneskelighed.

Lovgivning om organdonation

Organdonation er et af de mest delikate og komplekse områder inden for medicin. I forbindelse med intensivbehandling kan muligheden for at høste organer til transplantation opstå efter en situation, hvor hjernedød er erklæret, hvilket rejser en række etiske, praktiske og juridiske spørgsmål.

1. Introduktion :
Organdonation redder liv hver eneste dag. Men bag hver altruistisk gestus ligger der regulatoriske og lovgivningsmæssige aspekter, der skal garantere sikkerhed, respekt og værdighed for både donor og modtager.

2. Vigtige definitioner :
- **Cerebral død:** Totalt og irreversibelt fravær af al cerebral aktivitet.
- **Levende donor: En** person, der donerer et organ eller en del af et organ i løbet af sin levetid.
- Afdød **donor: En** person, der har lidt hjernedød eller kardiocirkulatorisk død.

3. Samtykke til donationen :
- **Formodet samtykke:** I nogle lande formodes alle borgere at være donorer, medmindre de udtrykkeligt har modsat sig det i deres levetid.
- **Eksplicit samtykke:** System, hvor organdonation post mortem kræver forudgående tilladelse fra donoren eller dennes familie.

4. Familiens rolle :
- **Information:** At informere familien om muligheden for organdonation, samtidig med at man respekterer deres behov for at sørge.
- **Beslutning:** Hvis den afdøde ikke har givet udtryk for sine ønsker, bliver familien ofte konsulteret for at træffe beslutningen.

5. Procedure for erklæring af hjernedød :
- **Neurologiske tests:** Tests, der bekræfter det totale fravær af hjerneaktivitet.
- **Dokumentation:** Alle erklæringer om hjernedød skal dokumenteres minutiøst.

6. Sikkerhed og etik i forbindelse med prøveudtagning :
- **Fravær af interessekonflikter:** Det intensivteam, der er ansvarligt for patienten, skal være adskilt fra transplantationsteamet.
- **Respekt for kroppen:** Procedurer skal udføres med omhu for at garantere donorens værdighed.

7. Tildeling af organer :
- **Retfærdighed:** Organer skal tildeles på baggrund af medicinsk behov, ikke socioøkonomiske kriterier.
- **Kompatibilitet:** Sikring af et match mellem donor og recipient for at maksimere chancerne for en vellykket transplantation.

8. Organdonation fra levende donorer :
   - Medicinsk og psykologisk vurdering: For at garantere donorens sikkerhed.
   - **Frit og informeret samtykke:** Donoren skal være fuldt informeret om risici og fordele.

9. Bevidstgørelse og uddannelse :
   - **Nationale kampagner:** for at opmuntre folk til at udtrykke deres ønsker om organdonation.
   - **Medicinsk uddannelse:** Træn sundhedspersonale i at nærme sig emnet med takt og medfølelse.

Lovgivningen omkring organdonation befinder sig ved en skillevej mellem den medicinske nødvendighed af at redde liv og den etiske nødvendighed af at respektere den enkeltes vilje og værdighed. Klarhed, gennemsigtighed og medfølelse skal guide hvert trin i processen, fra erklæringen af hjernedød til en vellykket transplantation.

Fortrolighed og informeret samtykke

I krydsfeltet mellem videnskab, etik og menneskelighed minder lægevidenskaben os konstant om, at hver patient er en unik enhed, der fortjener respekt og opmærksomhed. To af grundpillerne i denne delikate dans mellem sundhedspersonale og patienter er fortrolighed og informeret samtykke. Selvom disse begreber er velkendte, bliver de mere komplekse, når vi kommer til sagens kerne.

Fra den allerførste kontakt med en patient etableres der en slags stiltiende kontrakt. Denne kontrakt garanterer, at alt, hvad der deles, diskuteres eller observeres, vil forblive inden for praksisens eller undersøgelsesrummets vægge. Fortrolighed er dette tavse løfte, som lægen giver til patienten: et løfte om diskretion, sikkerhed og respekt. Det er en beskyttelse, ikke kun af de intime detaljer om patientens helbred, men også af deres værdighed, omdømme og, nogle gange, deres dybeste frygt. I en verden, hvor information er en valuta, er fortrolighed en fæstning.

Men medicin er mere end at lytte og observere. Det kræver handling, indgriben og beslutninger. Og det er her, informeret samtykke kommer ind i billedet. Lad os et øjeblik forestille os, at medicin er et stort hav, rigt på muligheder, men overstrøet med potentielle storme. Informeret samtykke er patientens kompas til at navigere på dette hav. Det sikrer, at patienten ikke kun forstår de rolige vande forude, men også de potentielle storme. Så når lægen foreslår en rute, er patienten i stand til at acceptere eller afvise den, bevæbnet med alle de nødvendige oplysninger.

Processen med informeret samtykke er en delikat dans. Lægen skal ikke bare informere, men også sikre sig, at patienten virkelig forstår det. Det er ikke en simpel formalitet, men en åben og kontinuerlig dialog. Det er en invitation til at stille spørgsmål, udtrykke tvivl og dele bekymringer. Det er en anerkendelse af, at mens lægen er eksperten på medicin, er patienten eksperten på sit eget liv.

Der er selvfølgelig tidspunkter, hvor disse principper bliver sat på prøve: nødsituationer, hvor tiden er afgørende, tidspunkter, hvor patientens evne til at forstå er kompromitteret, eller situationer, hvor pårørende er nødt til at gribe ind. Men disse undtagelser tjener kun til at understrege vigtigheden af disse søjler i den daglige praksis.

I sidste ende er fortrolighed og informeret samtykke ikke bare begreber eller procedurer. De afspejler medicinens dybe menneskelighed. De er en påmindelse om, at der i hjertet af ethvert indgreb, enhver diagnose, enhver behandling er en person - med hans eller hendes håb, frygt, drømme og bekymringer. Og det er denne person, i al hans eller hendes kompleksitet og unikhed, der altid skal være i centrum for den medicinske ligning.

Kapitel 10

FORSKNING OG FREMSKRIDT PÅ INTENSIVAFDELINGEN

Kliniske undersøgelser :
forstå og deltage

Den medicinske verden er i konstant udvikling og trækker på videnskabelige opdagelser og fremskridt for hele tiden at forbedre patientplejen. Kernen i disse fremskridt er kliniske forsøg. Denne medicinske forskning, der udføres på frivillige, bruges til at udvikle nye behandlinger, teste deres effektivitet og sikre deres sikkerhed. Men deltagelse i et klinisk forsøg kan give anledning til spørgsmål og endda bekymringer. At forstå essensen og processen er derfor afgørende for alle, der overvejer at deltage.

Først og fremmest er det vigtigt at definere, hvad et klinisk forsøg er. Forestil dig en bro mellem laboratorieforskning, hvor nye molekyler eller teknikker opdages, og hospitalsstuen, hvor en patient modtager behandling. Denne bro er det kliniske forsøg. Det validerer, at behandlingen ikke kun er effektiv, men også sikker for patienten.

Kliniske forsøg foregår generelt i flere faser. Hovedformålet med den første fase er at bestemme sikkerheden ved en behandling, identificere potentielle bivirkninger og fastlægge den optimale dosering. Efterfølgende faser udvider gradvist gruppen af deltagere for at vurdere effekten af behandlingen, sammenligne den med andre eksisterende behandlinger og overvåge langtidsbivirkninger. Hver fase er nøje styret af strenge protokoller, der garanterer deltagernes sikkerhed og velbefindende.

Men hvorfor vælge at deltage i et klinisk forsøg? Årsagerne varierer. For nogle er det håbet om at få adgang til en ny behandling, der potentielt er mere effektiv end de nuværende muligheder. For andre er det et altruistisk ønske om at bidrage til den medicinske udvikling. Men denne beslutning bør aldrig tages let. Deltagelse indebærer forpligtelser, såsom regelmæssige lægebesøg, tests eller justeringer af behandlingen. Desuden er der, som i al forskning, ingen garanti for resultater. Nogle deltagere kan opleve betydelige forbedringer, mens andre måske ikke gør.

Det er her, vigtigheden af informeret samtykke kommer ind i billedet. Før man deltager i et forsøg, skal alle frivillige være fuldt informeret om formål, procedurer, potentielle risici og forventede fordele. Denne proces sikrer, at beslutningen om at deltage er baseret på en fuld forståelse og ikke på falske forventninger eller misforståelser.
Det er også vigtigt at forstå, at alle deltagere til enhver tid har ret til at trække sig ud af et klinisk forsøg uden negative konsekvenser for deres fremtidige lægebehandling.

Kliniske forsøg er uvurderlige værktøjer i medicinens uendelige rejse mod nye horisonter. De er udtryk for samarbejdet mellem forskere, sundhedspersonale og patienter om at skrive de næste kapitler i moderne medicin. For dem, der overvejer at deltage, er det vigtigt at blive informeret, stille spørgsmål og afveje fordele og ulemper omhyggeligt, for i denne søgen efter fremskridt er hver deltager en værdifuld partner.

De seneste opdagelser og store fremskridt inden for intensivpleje

Intensivafdelingen er den smeltedigel, hvor livet ofte svinger mellem skrøbelighed og modstandsdygtighed. I tidens løb har dette medicinske speciale nydt godt af store innovationer og opdagelser, som ikke kun har forbedret patientplejen, men også har formet fremtiden for akutmedicin. Lad os tage et kig på nogle af de mest betydningsfulde fremskridt inden for genoplivning i de senere år.

- Personaliseret medicin på intensivafdelinger:
  - Fremskridt inden for genomforskning og bioinformatik har ført til en bedre forståelse af, hvordan individuelle genetiske faktorer kan påvirke en patients respons på behandling. Det har ført til mere målrettede og individualiserede behandlinger til intensivpatienter, som minimerer bivirkninger og optimerer resultaterne.
- Telemedicin på intensivafdelinger:
  - Fremkomsten af telemedicin har gjort det muligt for genoplivningseksperter at rådgive og hjælpe lægehold på afstand, især i underbetjente områder eller under sundhedskriser som COVID-19-pandemien.
- Fremskridt inden for mekanisk ventilation :
  - Innovationer inden for ventilationsmaskiner har ført til mere adaptive ventilationstilstande, der reagerer i realtid på patientens behov og derved reducerer ventilationsrelaterede komplikationer.
- ECMO (ekstrakorporeal membranoxygenering) :
  - Selvom ECMO ikke er helt nyt, er dets anvendelser og teknikker blevet forbedret, og det giver en livline til patienter med alvorligt hjerte- eller lungesvigt, når andre indgreb har slået fejl.
- Målrettet temperaturstyring :
  - Forskning har vist, at præcis kontrol af kropstemperaturen efter hjertestop kan forbedre det neurologiske udfald. Det har ført til en større udbredelse af hypotermisk behandling og målrettet varmestyring.

- Biomarkører i intensiv behandling:
  - Brugen af biomarkører til at forudsige eller hurtigt diagnosticere akutte tilstande, såsom sepsis, har ført til hurtigere og mere målrettede interventioner, hvilket forbedrer overlevelsesraten.
- Simulation på intensivafdelinger:
  - Simulationsbaseret træning for genoplivningspersonale er blevet mere og mere populært, da det giver mulighed for praktisk træning uden risiko for patienterne.
- Kunstig intelligens (AI) og avanceret analyse:
  - AI har fundet sin plads på intensivafdelinger ved at hjælpe med hurtigt at analysere store mængder data, så man tidligt kan opdage organsvigt eller andre komplikationer.

Selvom disse fremskridt er imponerende, er de kun toppen af isbjerget. Genoplivning, som ethvert andet medicinsk speciale, fortsætter med at udvikle sig gennem forskning, innovation og den utrættelige dedikation fra sundhedspersonalet. Efterhånden som teknologien skrider frem, og vores forståelse af menneskets biologi bliver dybere, kan vi forvente yderligere revolutioner, der vil ændre den måde, vi tager os af de mest sårbare blandt os på.

Hvordan man holder sig opdateret på et område i konstant udvikling

I nutidens hurtige verden udvikler brancher, teknologier og viden sig med en hidtil uset hastighed. For enhver professionel er det ikke kun et karrierekrav at holde sig opdateret, men også en nødvendighed, hvis man vil give det bedste af sig selv. Her er nogle trin og strategier, der kan hjælpe dig med at holde dig på forkant inden for dit felt.

- Efteruddannelse :
  - **Kurser og certificeringer**: Tilmeld dig onlinekurser, workshops eller specialtræning. Platforme som Coursera, Udemy eller edX tilbyder et væld af kurser inden for forskellige områder.
  - **Konferencer og seminarer**: De giver ikke kun viden, men også mulighed for at netværke.
- Regelmæssig læsning :
  - **Fagblade**: Abonnér på de blade og aviser, der er relevante for din branche.
  - **Blogs og fora**: Disse kan give indsigt i realtid og praktiske perspektiver.

- Netværk :
  - Gå i dialog med kolleger, mentorer og andre fagfolk i din sektor. Disse udvekslinger kan ofte give dig indsigt i nye tendenser, før de bliver mainstream.
  - Deltagelse i faglige sammenslutninger:
    - Meld dig ind i professionelle organisationer inden for dit felt. De tilbyder ofte ressourcer, træning og netværksmuligheder.
- Brug af teknologi :
  - **Teknologivagt**: Brug værktøjer som Google Alerts til at holde dig opdateret med de seneste nyheder og forskning inden for dit felt.
  - **Podcasts og webinarer**: De er en værdifuld kilde til information og afholdes ofte af brancheeksperter.
- Kollaborativ læring :
  - Organiser eller deltag i studiegrupper eller diskussionsgrupper for at udforske nye emner eller uddybe eksisterende viden.

- Øvelse og fordybelse :
  - Eksperimentér aktivt med nye metoder eller teknologier i dit daglige arbejde. At lære ved at gøre er ofte det mest virkningsfulde.
- Tag dig tid til det:
  - Fastlæg specifikke tidspunkter i din uge, som du vil bruge på din faglige udvikling. Det kan være så enkelt som at læse et kapitel i en bog hver aften eller tage et onlinekursus hver uge.
- Mentorordning :
  - Find en mentor med mere erfaring eller viden. Omvendt kan omvendt mentoring (hvor en yngre eller mindre erfaren person underviser dig) være uvurderlig, især med teknologiske trends.
- Åbenhed :
  - Vær åben over for forandringer og nye ideer, selv hvis de strider mod din nuværende viden. Tilpasningsevne er nøglen i en verden i hastig forandring.

I sidste ende kræver det en personlig forpligtelse til kontinuerlig læring at holde sig opdateret inden for et område i konstant udvikling. Det er en uendelig rejse, hvor målet er professionel vækst og tilfredsstillelse. Ved at indtage en proaktiv holdning og bruge de tilgængelige ressourcer kan du ikke bare holde trit, men også blive førende inden for dit felt.

KAPITEL 11

HÅNDTERING AF INFEKTIONER OG FORHOLDSREGLER

De vigtigste infektioner på intensivafdelingen

Intensivafdelinger (ICU) er højt specialiserede miljøer, der er dedikeret til pleje af de mest kritisk syge patienter. På grund af deres alvorlige tilstand, den hyppige brug af invasivt udstyr og den tætte kontakt mellem patienterne, er nosokomielle infektioner et stort problem på intensivafdelingerne. Her er en liste over de mest almindelige infektioner på intensivafdelinger:

- Ventilator-associeret lungebetændelse (VAP) :
  - Dette er den mest almindelige nosokomielle infektion på intensivafdelinger. Den opstår hos mekanisk ventilerede patienter og forårsages ofte af bakterier som Pseudomonas aeruginosa, Staphylococcus aureus og Gram-negative bakterier.
- Kateterrelaterede infektioner :
  - **Kateterrelaterede bakteriæmier**: Disse forårsages af kontaminering af centrale venekatetre. Mikroorganismer, der ofte er involveret, omfatter Staphylococcus aureus, Staphylococcus epidermidis og Gram-negative bakterier.
  - **Kateter-associerede urinvejsinfektioner**: Langvarig brug af urinvejskateter er en risikofaktor, hvor bakterier som Escherichia coli og Klebsiella pneumoniae er almindelige agenter.
- Infektioner på operationsstedet :
  - De kan opstå efter en operation, hvor bakterier som Staphylococcus aureus, Escherichia coli eller Pseudomonas aeruginosa ofte er involveret.

- Abdominale infektioner :
  - De skyldes ofte perforeringer eller invasive procedurer og kan forårsages af en række forskellige organismer, herunder Escherichia coli, Klebsiella og Bacteroides.
- Invasive mykoser :
  - Selvom de er mindre almindelige end bakterieinfektioner, kan svampeinfektioner, især af Candida spp. forekomme, især hos immunkompromitterede patienter eller dem, der har fået bredspektret antibiotikabehandling.
- Sepsis og septisk shock :
  - Disse alvorlige tilstande kan opstå som følge af en af de ovennævnte infektioner og kræver hurtig og aggressiv behandling.
- Clostridioides difficile-infektioner :
  - Kombineret med brug af antibiotika kan disse mave-tarminfektioner forårsage alvorlig diarré og andre komplikationer.
- Virusinfektioner :
  - Selvom de er mindre almindelige end bakterieinfektioner, kan nogle virusinfektioner, såsom influenza eller, for nylig, COVID-19, kræve intensivbehandling.

Forebyggelse af nosokomielle infektioner på intensivafdelingen er baseret på en række foranstaltninger, herunder grundig håndhygiejne, hensigtsmæssig brug af antibiotika, overholdelse af plejeprotokoller for invasivt udstyr og konstant overvågning af infektioner.

Forebyggelse og kontrolforanstaltninger

På intensivafdelingen er infektionsforebyggelse altafgørende på grund af patienternes sårbarhed og den hyppige brug af invasivt udstyr. Ved at indføre strenge forebyggende foranstaltninger kan man reducere risikoen for nosokomielle infektioner betydeligt. Her er en detaljeret præsentation af de vigtigste foranstaltninger:

- Håndhygiejne :
    - Det er den enkleste og mest effektive måde at forebygge overførsel af infektioner på. Det skal udføres før og efter hver kontakt med patienten, efter berøring af potentielt kontaminerede overflader, før og efter påtagning af handsker og før enhver aseptisk procedure.
- Standard forholdsregler :
    - Disse forholdsregler gælder for alle patienter, uanset deres patologi. De omfatter håndhygiejne, brug af handsker, masker, kitler og øjenbeskyttelse, hvor der er risiko for stænk, og sikker håndtering af affald og snavset linned.
- Yderligere forholdsregler :
    - Afhængigt af typen af patogen kan det være nødvendigt med yderligere foranstaltninger, såsom patientisolering, installation af luftsluser eller brug af specifikt beskyttelsesudstyr.
- Vedligeholdelse af invasivt udstyr :
    - Indsættelse, vedligeholdelse og fjernelse af disse enheder skal følge strenge protokoller for at reducere risikoen for infektion. Det gælder især for katetre, urinvejskatetre og luftveje.
- Overvågning af infektioner :
    - Et overvågningssystem betyder, at enhver epidemi kan identificeres hurtigt, og at protokollerne kan justeres i overensstemmelse hermed.
- Antibiotikastrategi :
    - Fornuftig brug af antibiotika er afgørende for at forhindre fremkomsten af resistente bakterier. Det indebærer, at man kun ordinerer

antibiotika, når det er nødvendigt, vælger det rigtige antibiotikum og giver det i den rigtige tidsperiode.
- Rengøring og desinfektion :
  - Overflader, udstyr og miljøet på intensivafdelingen skal regelmæssigt rengøres og desinficeres i henhold til definerede protokoller.
- Træning og uddannelse :
  - Personalet skal regelmæssigt uddannes og informeres om bedste praksis inden for infektionsforebyggelse.
- Vaccination :
  - Sundhedspersonalet skal være opdateret med deres vaccinationer for at forhindre overførsel af forebyggelige sygdomme.
- Kommunikation :
  - Åben kommunikation mellem teammedlemmerne er afgørende for at sikre, at protokollerne følges, og at enhver abnormitet eller mistanke om infektion straks rapporteres.
- Inddragelse af patient og familie:
  - Patienter og deres pårørende kan inddrages i forebyggende foranstaltninger ved at blive informeret om risici, tegn på infektion og de hygiejneforanstaltninger, der skal træffes.

Streng implementering og overholdelse af disse foranstaltninger, kombineret med konstant overvågning, er nøglen til at minimere risikoen for nosokomielle infektioner på intensivafdelinger.

Antibiotikaresistens : en stor udfordring

I nutidens komplekse panorama af medicinske udfordringer skiller antibiotikaresistens sig ud som en af de mest presserende og gennemgribende trusler mod folkesundheden. Inden for de sterile vægge på intensivafdelingerne er denne resistens særlig akut. Lad os dykke ned i kernen af dette problem.

- Modstandens tilblivelse :
  - Antibiotikaresistens er ikke et nyt fænomen; det har eksisteret lige siden antibiotika opstod. Hver gang en bakterie udsættes for et antibiotikum, udsættes den faktisk for et selektivt pres. Modtagelige bakterier dør, mens resistente bakterier, takket være genetiske mutationer, overlever og formerer sig. Med tiden og den uhensigtsmæssige brug af antibiotika er denne resistens steget.

- Konsekvenser på intensivafdelingen:
  - Patienter på intensivafdelinger er ofte alvorligt syge og sårbare. En infektion med resistente bakterier kan alvorligt komplicere deres behandling, forlænge deres ophold på hospitalet og øge dødeligheden og udgifterne til pleje.
- Superbakterier":
  - Bakterier som MRSA (methicillin-resistente Staphylococcus aureus), VRE (vancomycin-resistente enterokokker) og carbapenemase-producerende bakterier truer intensivafdelinger over hele verden. Disse superbugs kan være resistente over for flere klasser af antibiotika, hvilket gør behandlingsmulighederne begrænsede.
- Medvirkende faktorer :
  - Overudskrivning af antibiotika, brug af bredspektrede antibiotika, hvor et smalt spektrum ville være tilstrækkeligt, utilstrækkelig behandlingsvarighed og uhensigtsmæssig brug af antibiotika inden for veterinærmedicin og

- landbrug bidrager alle til fremkomsten af resistens.
- Forebyggelse er nøglen:
  - At øge lægernes bevidsthed om ansvarlig ordination, bruge bakteriekulturer til at guide valget af antibiotika, rotere antibiotika på hospitaler og implementere protokoller for antibiotikabehandling er alle vigtige tiltag.
- Forskning og udvikling :
  - I lyset af den voksende resistens er det bydende nødvendigt at udvikle nye antibiotika. Men udviklingen er langsom og kostbar og kræver en global indsats.
- Internationalt samarbejde :
  - Antibiotikaresistens er et globalt problem. Internationalt samarbejde om at overvåge resistens og dele information og best practice er afgørende.
- Uddannelse og bevidstgørelse :
  - Patienter, plejere og den brede offentlighed skal informeres om vigtigheden af at bruge antibiotika korrekt og om de risici, der er forbundet med misbrug.

Antibiotikaresistens på intensivafdelinger er en monumental udfordring. Men med en fælles indsats, øget bevidsthed, fornuftig brug af antibiotika og et fornyet skub i forskningen kan vi forhåbentlig imødegå denne trussel og fortsætte med at tilbyde kvalitetspleje til de mest sårbare patienter.

Kapitel 12

ERNÆRING OG METABOLISK STØTTE

Vigtigheden af ernæring på intensivafdelinger

I genoplivning er kunsten at redde liv ikke begrænset til at mestre sofistikerede maskiner eller administrere stærke lægemidler. Et af de grundlæggende, ofte undervurderede, men afgørende elementer er ernæring. Ernæring på intensivafdelingen er meget mere end blot indtagelse af mad, det er en delikat videnskab, som spiller en afgørende rolle for patientens helbredelse.

- Ernæring: en vital funktion :
  - Ernæring sikrer det nødvendige indtag af makronæringsstoffer (proteiner, kulhydrater, lipider) og mikronæringsstoffer (vitaminer, mineraler), som er afgørende for at opretholde kropsfunktioner, støtte heling og forebygge komplikationer.
- Indvirkning på genopretning :
  - Det rette næringsindtag kan forbedre immunforsvaret, bevare muskelmassen, reducere den katabolisme (nedbrydning), som sygdommen forårsager, og fremskynde helbredelsen.
- Udfordringerne ved ernæring på intensivafdelinger:
  - Patienter på intensivafdelinger kan have specifikke ernæringsbehov på grund af deres helbredstilstand, sygdommens sværhedsgrad eller komorbiditet. Derudover kan patologiske processer som inflammation eller sepsis ændre metabolismen, hvilket gør det komplekst at bestemme ernæringsbehovet.
- Administrationsmetoder :
  - Den enterale vej (gennem fordøjelseskanalen) foretrækkes, når det er muligt, da den bevarer integriteten af tarmslimhinden og giver en lavere risiko for

infektion. I nogle tilfælde kan det dog være nødvendigt med parenteral ernæring (intravenøs administration).
- Tæt overvågning :
  - Patienternes ernæringsstatus skal vurderes regelmæssigt ved hjælp af kliniske, biokemiske og antropometriske parametre. Det giver os mulighed for at justere indtaget i forhold til patientens fremskridt.
- Risici for underernæring :
  - Utilstrækkelig eller uhensigtsmæssig ernæring kan føre til muskeltab, nedsat immunforsvar, flere infektiøse komplikationer og langsommere restitution.
- Tværfagligt samarbejde :
  - Effektiv ernæringsbehandling kræver samarbejde mellem læger, sygeplejersker, diætister og farmaceuter. Hver fagperson bidrager med sin ekspertise til udviklingen af en skræddersyet ernæringsplan.
- Uddannelse og forskning :
  - Som med alle aspekter af intensivbehandling er løbende uddannelse og forskning afgørende for at sikre optimal ernæringsbehandling, baseret på de nyeste videnskabelige opdagelser.

I travlheden på intensivafdelinger, hvor hvert sekund tæller, kan ernæring virke som en sekundær overvejelse. Alligevel er det en af hjørnestenene i plejen, en ægte søjle, der understøtter patienternes helbredelse og bedring. Som Hippokrates så godt sagde det: "Lad din mad være din første medicin". I forbindelse med genoplivning har disse ord aldrig været mere relevante.

Administrationsvej og særlige ordninger

Genoplivningsverdenen er så kompleks, at enhver beslutning, enhver handling, har dybtgående konsekvenser for patienten. Blandt disse grundlæggende beslutninger spiller den måde, vi administrerer ernæring på, og de specifikke diæter, vi vedtager i henhold til patientens unikke behov, en fremtrædende rolle.

- Administrationsvej :
    - Enteral :
    - Dette er den foretrukne metode, hvor man bruger patientens eget fordøjelsessystem. Det er mindre invasivt, bevarer tarmens funktion og struktur og reducerer risikoen for infektioner.
    - Underkategorier: Nasogastrisk sonde, nasoduodenal sonde, nasojejunal sonde, gastrostomi eller jejunostomi.
    - Parenteral :
    - Anvendes, når enteral ernæring ikke er mulig eller er utilstrækkelig. Det indebærer, at næringsstoffer indgives direkte i blodbanen.
    - Underkategorier: Central parenteral ernæring, perifer parenteral ernæring.
- Særlige ordninger :
    - Standard :
    - Til patienter, der ikke har særlige behov eller underliggende sygdomme, der påvirker deres ernæringsbehov.
    - Højt kalorieindhold :
    - Til patienter med øget energibehov, f.eks. dem med betydeligt vægttab eller høje metaboliske behov.

- Lavt kalorieindhold :
- Til overvægtige patienter eller patienter med risiko for væskeoverbelastning.
- Diabetikere:
- Til at styre og kontrollere blodsukkerniveauet hos diabetespatienter eller personer i risikogruppen.
- Diæt til nyrerne :
- Velegnet til patienter med nyresygdom eller nyreinsufficiens, med justeringer for protein, kalium, fosfor og natrium.
- Lever :
- For patienter med leversygdom ændrer denne diæt indtaget af proteiner, elektrolytter og væsker.
- Faktorer, der skal overvejes :
  - Patientens energimetabolisme, væskebalance, nyre- og leverfunktion, gastrointestinale status og andre parametre skal overvåges nøje for at kunne justere kosten.
  - Fødevareallergier, intolerancer og patientpræferencer skal også tages i betragtning, når man planlægger.
- Overvågning og komplikationer :
  - Regelmæssig overvågning af indtag og tolerancer er afgørende for at forebygge komplikationer, hvad enten de er mekaniske (f.eks. forskydning af et kateter), metaboliske eller infektiøse.
- Tværfagligt team :
  - Samarbejde mellem læger, sygeplejersker, diætister og andet sundhedspersonale er afgørende for at udvikle en passende ernæringsplan og sikre løbende overvågning.

- Udvikling af planen :
    - Afhængigt af patientens tilstand kan det være nødvendigt at tilpasse, ændre eller afbryde diæten. Regelmæssig revurdering er derfor afgørende for at sikre, at diæten opfylder patientens skiftende behov.

Ernæring er meget mere end bare mad, det er en præcis og delikat videnskab inden for intensiv pleje. Administrationsveje og specifikke diæter skal vælges omhyggeligt under hensyntagen til den enkelte patients unikke tilstand for at fremme optimal bedring.

Håndtering af komplikationer forbundet med ernæring

Ernæring på intensivafdelingen er en vigtig søjle i patientbehandlingen, men det er ikke uden udfordringer. Som enhver anden medicinsk intervention kan ernæring, hvad enten den er enteral eller parenteral, være forbundet med komplikationer. At vide, hvordan man forudser, genkender og reagerer på dem, er afgørende for at sikre patientens velbefindende.

- Komplikationer ved den enterale vej :
    - Obstruktion af sonden :
        - Forebyggelse: Skyl regelmæssigt sonden med vand.
        - Intervention: Brug enzymatiske eller bikarbonatopløsninger til at løsne obstruktioner.
    - Flytning af sonden :
        - Forebyggelse: Fastgør sonden korrekt, og kontroller dens position regelmæssigt.

- Intervention: Genindfør eller udskift kateteret, om nødvendigt, under radiografisk eller endoskopisk vejledning.
- Reflux og sugning :
  - Forebyggelse: Løft hovedet af sengen, tjek mavesækken, tilpas infusionshastigheden.
  - Intervention: Aspirér sekret, vurder behovet for antibiotika, og overvej postpylorisk ernæring.
- Diarré eller forstoppelse:
  - Forebyggelse: Vælg en passende modermælkserstatning, vurder tolerancen og hold øje med medicin, der påvirker tarmmotiliteten.
  - Intervention: Justér modermælkserstatningen, overvej pro- eller antimotilitetsmedicin efter behov.
- Komplikationer ved den parenterale vej :
  - Infektioner :
    - Forebyggelse: Brug aseptiske teknikker, og skift katetre og slanger regelmæssigt.
    - Intervention: Kultiver indstikssstedet, giv antibiotika, overvej at fjerne kateteret.
  - Metaboliske komplikationer :
    - Forebyggelse: Hold nøje øje med elektrolytter, blodsukker, nyre- og leverfunktion.
    - Intervention: Juster sammensætningen af den parenterale opløsning, giv korrigerende medicin.
  - Trombose eller emboli :
    - Forebyggelse: Vurder risikoen, overvej profylaktisk antikoagulation.
    - Intervention: Giv antikoagulantia, overvej at fjerne kateteret, og i alvorlige tilfælde, overvej operation.

- Allergiske reaktioner :
    - Forebyggelse: Kend patientens allergier, tjek sammensætningen af formler.
    - Intervention: Stop administrationen, behandl den allergiske reaktion med antihistaminer, steroider eller adrenalin afhængigt af sværhedsgraden.
- Intolerance   over for :
    - Forebyggelse: Start med lave mængder og øg gradvist, hold øje med tolerancen.
    - Intervention: Justering af modermælkserstatning eller infusionshastighed, overvej medicin til behandling af symptomer.

Håndtering af ernæringsrelaterede komplikationer kræver omhyggelig overvågning, hurtig indgriben og tæt samarbejde mellem medlemmerne af sundhedsteamet. Ved at være på vagt, uddanne patienter og deres familier og arbejde sammen kan vi maksimere fordelene ved ernæring og samtidig minimere risiciene.

Kapitel 13

TVÆRFAGLIGHED OG ROLLE ANDRE PROFESSIONELLE

Samarbejde med fysioterapeuter på intensivafdelinger

På intensivafdelinger er en tværfaglig tilgang kernen i patientplejen. Fysioterapeuter er en af nøglespillerne i dette team og spiller en afgørende rolle for patientens helbredelse og velbefindende. Deres ekspertise hjælper ikke kun med at forbedre den fysiske funktion, men også med at forebygge potentielt dødelige komplikationer.

- Fysioterapeutens rolle på intensivafdelingen:
  - Respiratorisk rehabilitering :
    - Bronkiedrænage-teknikker til at hjælpe med at fjerne sekret.
    - Vejrtrækningsteknikker til forbedring af gasudveksling og iltning.
    - Undervisning i produktiv hoste for at undgå ophobning af sekret.
  - Tidlig mobilisering :
    - Undgå muskelatrofi og komplikationerne ved langvarig immobilisering.
    - Passive, semi-aktive og aktive mobiliseringsteknikker afhængigt af patientens evner.
  - Positionering :
    - Forebyggelse af tryksår og kontrakturer.
    - Optimering af åndedrætsfunktionen gennem regelmæssige stillingsskift.
  - Samarbejde med plejeteamet :
    - Daglig planlægning :
      - Definer mål for hver patient sammen med læger, sygeplejersker og andre fagfolk.
      - Tilpasse interventioner i forhold til patientens kliniske tilstand.

- Træning og uddannelse :
  - At øge teamets bevidsthed om vigtigheden af tidlig mobilisering og vejrtrækningsteknikker.
  - Uddan patienter og deres familier i teknikker, de selv kan anvende.
- Særlige udfordringer og overvejelser :
  - Hæmodynamisk stabilitet :
    - Tilpasning af interventioner i forhold til patientens vitale parametre og stabilitet.
    - Arbejde tæt sammen med sygeplejersker for at overvåge vitale tegn under sessioner.
  - Sedation og analgesi :
    - Kommuniker med lægerne for at justere sedationen, så patienten kan deltage aktivt.
    - Find en balance mellem at reducere smerte og gøre det muligt for patienten at deltage aktivt i sessionerne.
  - Medicinsk udstyr :
    - Manøvrer forsigtigt rundt om rør, afløb og katetre for at undgå utilsigtet frakobling.
- Indvirkning på genopretning :
  - Fysioterapi på intensivafdelingen har vist sig at fremskynde helbredelsen, reducere indlæggelsestiden på intensivafdelingen og på hospitalet og forbedre livskvaliteten efter udskrivelsen.

Intensivfysioterapeuten er et vigtigt led i plejekæden. Deres evne til at arbejde hånd i hånd med andet sundhedspersonale, samtidig med at de fokuserer på den enkelte patients unikke behov, bidrager væsentligt til at forbedre resultaterne og trivslen for kritisk syge patienter.

Psykologernes rolle og psykiatere på intensivafdelinger

I det komplekse og ofte stressende miljø på intensivafdelingen (ICU) er psykologisk støtte af afgørende betydning. Patienter, deres familier og selv personalet kan blive konfronteret med følelsesladede situationer. Det er her, psykologer og psykiatere kommer ind i billedet med deres uvurderlige ekspertise i at navigere i følelsernes og sindets tumultariske farvande.

- Til patienter:
    - Traume ved hospitalsindlæggelse :
        - Nogle patienter kan opleve intensivafdelingen som et chok med følelser af usikkerhed, frygt og hjælpeløshed. Psykologer kan hjælpe dem med at håndtere disse følelser.
    - Vrangforestillinger og forvirring :
        - Forvirringssyndrom på intensivafdelingen er almindeligt og kan være meget forstyrrende. Psykiatere kan spille en rolle i håndteringen af det, både med og uden medicin.
    - Forberedelse til efterfølgeren :
        - Hjælpe patienter med at forstå de næste skridt i deres helbredelse og håndtere eventuel angst eller depression, der kan opstå.
- For familier :
    - Stress- og sorghåndtering :
        - Når en af ens kære bliver alvorligt syg, kan familien føle chok, vrede, sorg eller hjælpeløshed. Psykologisk støtte kan hjælpe dem gennem disse svære tider.

- Kommunikation :
    - Psykologer kan lette kommunikationen mellem plejepersonale og familier, hjælpe med at afklare information og håndtere forventninger.
- For personalet :
    - Udbrændthed :
        - Personalet på intensivafdelingerne står ofte over for situationer, hvor det gælder liv og død, hvilket kan føre til intens stress. Psykologer og psykiatere kan tilbyde interventioner og strategier til at håndtere stress og forebygge udbrændthed.
    - Debriefing efter kritiske hændelser:
        - Efter traumatiske hændelser eller tab på intensivafdelingen kan der arrangeres debriefing-sessioner for at hjælpe teamet med at bearbejde følelser og reaktioner.
    - Træning :
        - Psykologer kan tilbyde træning i kommunikation, stresshåndtering og andre psykosociale færdigheder.
- Forskning og udvikling :
    - Psykiatere og psykologer kan også være involveret i forskning på intensivafdelinger, hvor man undersøger de bedste metoder til at støtte patienter, familier og personale.

Tilstedeværelsen af mentalt sundhedspersonale på intensivafdelingen er ikke blot en luksus, men en nødvendighed. De spiller en afgørende rolle i den samlede pleje og sikrer, at det mentale og følelsesmæssige aspekt behandles med lige så stor omhu og ekspertise som det fysiske aspekt. I sidste ende er det denne holistiske tilgang, der garanterer de bedste resultater for patienterne og en bedre arbejdskvalitet for personalet.

Samarbejde med socialarbejdere og det etiske team

Intensivafdelingen (ICU) er et miljø, hvor medicinske, sociale og etiske dilemmaer er hverdagskost. I denne dynamik spiller socialrådgivere og det etiske team en fundamental rolle i at sikre en omfattende og afbalanceret patientpleje. Deres arbejde sammen med det medicinske team er afgørende for at imødekomme de komplekse behov hos patienterne og deres familier.

- Socialarbejdernes rolle :
    - Psykosocial vurdering :
        - Socialrådgiverne foretager en omfattende vurdering af patienternes og deres familiers behov og bekymringer, lige fra økonomiske spørgsmål til adgang til pleje efter opholdet på intensivafdelingen.
    - Følelsesmæssig støtte :
        - De tilbyder følelsesmæssig støtte og hjælper familier med at navigere i den labyrint af følelser og beslutninger, der er forbundet med et ophold på intensivafdelingen.
    - Koordinering af ressourcer :
        - Uanset om de organiserer transport, rehabilitering eller pleje i hjemmet, er socialarbejderne broen mellem hospitalet og de kommunale tjenester.
    - Mægling :
        - I tilfælde af konflikter eller misforståelser mellem sundhedspersonalet og familien, kan de fungere som mæglere for at lette kommunikationen.

- Det etiske teams rolle :
  - Etiske dilemmaer :
    - Teamet griber ind, når der opstår etiske spørgsmål, såsom beslutninger om livets afslutning, informeret samtykke eller begrænsning af pleje.
  - Konsultationer :
    - Teamet tilbyder konsultationer til sundhedspersonale og familier for at diskutere og afklare etiske dilemmaer.
  - Træning :
    - Det giver undervisning til intensivpersonale i aktuelle etiske spørgsmål og bedste praksis i håndteringen af dem.
  - Anbefalinger:
    - Baseret på etiske principper kan teamet komme med anbefalinger om den bedste fremgangsmåde i komplekse situationer.
- Samarbejde mellem socialarbejdere, etisk team og medicinsk personale:
  - Tværfaglige møder :
    - Regelmæssige møder giver os mulighed for at diskutere specifikke sager, dele perspektiver og træffe afbalancerede beslutninger.
  - Plejeplanlægning :
    - Ved at kombinere medicinske, etiske og sociale færdigheder kan teamet udvikle en plejeplan, der tager højde for alle aspekter af patientens velbefindende.
  - Bevidstgørelse og efteruddannelse :
    - Der kan arrangeres fælles sessioner for at øge bevidstheden og uddanne alt personale i etiske og sociale spørgsmål på intensivafdelingen.

Samarbejdet mellem socialarbejdere, det etiske team og resten af det medicinske personale forbedrer kvaliteten af plejen på intensivafdelingen. Ved at sikre, at hver patient ikke kun ses som et sæt medicinske symptomer, men også som en person med behov, bekymringer og rettigheder, garanterer dette samarbejde en holistisk tilgang, der respekterer den enkeltes værdighed.

Kapitel 14

EFTERUDDANNELSE OG UDSIGTERNE FOR FREMTIDEN

Behovet for en opdatering regelmæssig kompetenceudvikling

I den hurtige og evigt foranderlige medicinske verden har behovet for regelmæssigt at opdatere sine færdigheder aldrig været mere afgørende, især på krævende områder som intensivafdelingen (ICU). I takt med at teknologiske fremskridt og videnskabelige opdagelser forandrer den medicinske praksis, står sundhedspersonalet over for den konstante udfordring at holde sig på forkant med deres speciale.

- Medicinens dynamiske natur :
  - Kliniske opdagelser, nye behandlingsmetoder, innovativ medicin og teknologiske fremskridt revolutionerer jævnligt den medicinske praksis. Uden løbende uddannelse risikerer sundhedspersonalet at blive overvældet af forældet information, hvilket går ud over kvaliteten af den pleje, der tilbydes patienterne.
- Vigtigheden af præcision på intensivafdelingen :
  - I et miljø, hvor enhver beslutning kan have vitale konsekvenser, er det afgørende at være informeret om den aktuelle best practice. En simpel fejl eller mangel på information kan have ødelæggende konsekvenser.
- Indfrielse af patienters og families forventninger:
  - I en tid med mange informationer er patienter og deres familier i stigende grad velinformerede og har høje forventninger til plejen. En professionel med opdateret viden og færdigheder indgyder tillid og troværdighed.
- Professionelle regler og standarder :
  - Tilsynsorganer og faglige sammenslutninger fastsætter ofte standarder, der kræver løbende uddannelse. Manglende overholdelse af disse

krav kan have juridiske og professionelle konsekvenser.
- Professionel udvikling og tilfredshed :
  - Ud over fordelene for patienterne øger regelmæssig opdatering af færdigheder følelsen af præstation og jobtilfredshed. Det åbner også døre til karriere-, forsknings- og ledelsesmuligheder.
- Tværfagligt samarbejde :
  - Efterhånden som rollerne i medicinske teams udvikler sig, letter det samarbejdet og forbedrer den patientcentrerede pleje at forstå de nyeste færdigheder og den nyeste viden inden for hvert speciale.

Hvordan sikrer man regelmæssige opdateringer?
- **Uddannelse og workshops**: Regelmæssig deltagelse i kurser, konferencer og workshops, der er specifikke for specialet.
- **Læsning**: Følg anerkendte medicinske tidsskrifter, magasiner og andre relevante publikationer.
- **Professionelle netværk**: Udveksling med kolleger, medlemskab af faglige foreninger og deltagelse i specialiserede diskussionsfora.
- **Certificeringer**: Regelmæssig certificering eller recertificering inden for specialiserede områder.
- **Feedback**: Søg aktivt feedback fra kolleger, mentorer og endda patienter.

I sidste ende er opdatering af færdigheder kernen i patientcentreret medicin. Ikke alene garanterer det optimal pleje, det styrker også plejerens tillid, integritet og professionalisme. I den krævende verden på intensivafdelingen er dette et absolut krav for enhver fagperson, der ønsker at gøre en fremragende indsats.

Specialiseringer inden for intensiv pleje

Intensivpleje, det medicinske område par excellence til pleje af kritisk syge patienter, kræver et højt niveau af ekspertise. Mens den almindelige intensivafdeling (ICU) tager sig af en lang række sygdomme, er der opstået en række specialiseringer for at imødekomme de specifikke behov hos visse patientgrupper. Disse specialer tilbyder mere avanceret træning og ekspertise, så patienterne kan blive plejet på den bedst mulige måde.

- Kardiovaskulær genoplivning :
  - **Særlige kendetegn**: Fokus på patienter med alvorlige hjertesygdomme, fra akut hjertesvigt til komplekse arytmier.
  - **Almindelige indgreb**: Hjertekateterisering, hæmodynamisk støtte såsom kontrapulserende balloner eller ECMO.
- Neurologisk genoplivning :
  - **Særlige kendetegn**: Pleje af patienter med kritiske neurologiske tilstande som slagtilfælde, hovedtraumer eller infektioner i nervesystemet.
  - **Almindelige interventioner**: Overvågning af intrakranielt tryk, terapeutisk hypotermi osv.
- Genoplivning af lunger og åndedræt :
  - **Særlige kendetegn**: Fokus på patienter med alvorlige åndedrætsproblemer, såsom ARDS (acute respiratory distress syndrome) eller forværret KOL.
  - **Almindelige indgreb**: Mekanisk ventilation, bronkoskopi, veno-venøs ECMO.
- Nefrologisk genoplivning :
  - **Særlige kendetegn**: Fokus på patienter med akut nyresvigt eller komplekse elektrolytforstyrrelser.

- **Almindelige interventioner**: Hæmodialyse, peritonealdialyse, styring af syre-base-balancen.
- Genoplivning af traumer :
  - **Specialer**: Pleje af patienter, der har været udsat for alvorlige traumer, hvad enten det er ulykker eller kirurgiske indgreb.
  - **Almindelige indgreb**: Akut luftvejshåndtering, akut kirurgi, hæmodynamisk stabilisering.
- Pædiatrisk genoplivning :
  - **Specialer**: Denne specialisering fokuserer på pleje af børn med alvorlige sygdomme, fra fødsel til ungdom.
  - **Almindelige interventioner**: Pædiatrisk specifik ventilation, aldersspecifik farmakologi, pædiatrisk ernæringsstøtte.
- Obstetrisk genoplivning :
  - **Særlige egenskaber**: Pleje af gravide kvinder eller kvinder, der lige har født og lider af komplikationer.
  - **Almindelige indgreb**: Behandling af postpartum blødning, svær præeklampsi, komplikationer ved kejsersnit.
- Genoplivning af brandsårsofre:
  - **Specialer**: Behandling og opfølgning af patienter med omfattende eller dybe forbrændinger.
  - **Almindelige indgreb**: Luftvejshåndtering, rekonstruktiv kirurgi, specialiseret sårpleje.

Disse specialiseringer giver mulighed for en mere målrettet og kompetent tilgang til bestemte patologier eller patientgrupper. Ikke desto mindre er det vigtigt for den enkelte specialist at holde sig ajour med den generelle viden om intensivbehandling, fordi intensivafdelingen i sagens natur er et sted, hvor patologier konstant krydser hinanden og interagerer.

Genoplivningens fremtid : innovationer og udfordringer

Intensivbehandling, som er rygraden i den medicinske verden, når man står over for de mest kritiske situationer, er i konstant udvikling. Teknologiske fremskridt, kombineret med en bedre forståelse af sygdomme og patofysiologiske processer, lover godt for de kommende år. Men fremtidens intensivpleje indebærer også store udfordringer og etiske spørgsmål, som det er nødvendigt at forudse.

For det første står **teknologiske innovationer i** spidsen for disse ændringer. Med fremkomsten af kunstig intelligens er der ved at blive udviklet en lang række medicinske beslutningsværktøjer. De lover at guide sundhedspersonalet mod hurtigere og mere præcise diagnoser og at personliggøre behandlinger. Patientovervågningsenheder er nu i stand til at forudsige visse ,lidelser selv før de opstår. Telemedicin kan i mellemtiden muliggøre bedre samarbejde mellem plejecentre, netværksekspertise og garantere patienterne adgang til de bedste færdigheder, uanset hvor de er.

Men når vi omfavner disse nye teknologier, er det stadig vigtigt at fastholde en patientcentreret tilgang. Innovation må ikke overskygge det menneskelige element i genoplivning. Teknologi er et redskab, men det er sundhedspersonalet, der sørger for empati, medfølelse og klinisk ekspertise.

For det andet bliver **etiske spørgsmål stadig** vigtigere. Med den stigende kapacitet til at holde patienter i ekstremt usikre tilstande i live, hvornår og hvordan skal man så træffe beslutninger om at begrænse plejen? Eutanasi, palliativ pleje, informeret samtykke og hensyntagen til patienternes ønsker og værdier er alle etiske spørgsmål, der opstår akut i intensivverdenen.

Med stigningen i kroniske sygdomme og patologier, der er forbundet med en aldrende befolkning, vil intensivafdelingen desuden være nødt til at håndtere en stigende efterspørgsel. Dette **demografiske pres** betyder, at vi er nødt til at tænke over organiseringen af plejen, personalets uddannelse og fordelingen af ressourcer.

Endelig har de seneste pandemier, såsom COVID-19, understreget den afgørende betydning af intensivafdelinger og uddannet personale. At forberede sig på større sundhedskriser, implementere reaktive protokoller og udføre løbende epidemiologisk forskning er nu vigtige anliggender.

Intensivplejens fremtid er fuld af løfter, men også fuld af udfordringer. For at imødekomme disse udfordringer er vi nødt til harmonisk at kombinere det bedste inden for teknologi, dybtgående etisk refleksion og bevarelse af menneskeheden.

Kapitel 15

**KONKLUSION
SYGEPLEJERSKENS
KALD
PÅ
INTENSIVAFDELINGEN**

Glæder og udfordringer ved jobbet

Jobbet som intensivsygeplejerske er komplekst, spændende og ofte følelsesladet. Mellem øjeblikke af stor tilfredshed og komplekse situationer er det en rolle, der kræver indre styrke, teknisk ekspertise og dyb medfølelse.

Glæderne :
- **Triumf over sygdom**: Der er ikke noget som følelsen af at se en patient, der engang var i en kritisk tilstand, gradvist komme sig takket være hele lægeteamets fælles indsats. Disse øjeblikke minder os om, hvorfor så mange vælger dette erhverv på trods af dets vanskeligheder.
- **Forholdet mellem patient og plejepersonale** : Den tid, man tilbringer ved sengen hos en intensivpatient, især i perioder med stor sårbarhed, skaber ofte stærke bånd. Den positive indvirkning, som en plejer kan have på en patients følelsesmæssige velbefindende, er uvurderlig.
- **Kontinuerlig læring**: Den konstante udvikling inden for medicin betyder, at hver dag bringer ny viden. Det er et område med evig læring.
- **Holdånd**: At arbejde på intensivafdelingen betyder at arbejde tæt sammen med et tværfagligt team. Triumfer deles, og udfordringer overvindes i fællesskab.

Udfordringerne :
- **Tab af patienter**: På trods af vores bedste indsats klarer nogle patienter det bare ikke. At håndtere dette og familiernes sorg er et af de sværeste aspekter af jobbet.
- **Stress og træthed**: Dagene er lange, nogle gange uforudsigelige, og arbejdsbyrden er ofte intens. Det kan føre til fysisk og følelsesmæssig træthed.
- **Etiske dilemmaer**: Beslutninger om livets afslutning og tilbagetrækning eller fortsættelse af behandling har

vidtrækkende konsekvenser og kan være en kilde til moralske og etiske dilemmaer.
- **Håndtering af følelser**: Uanset om det drejer sig om familier i nød, større nødsituationer eller komplekse beslutninger, er det vigtigt at vide, hvordan man håndterer sine følelser, samtidig med at man er effektiv og medfølende.
- **Hurtig teknologisk udvikling**: Teknologiske fremskridt er konstante inden for genoplivning. At holde sig opdateret kræver en løbende forpligtelse til træning.

At være intensivsygeplejerske er en hvirvelvind af følelser, ansvar og læring. Udfordringerne er store, men det er glæderne og belønningerne også. Hver dag bringer sin del af opdagelser og belønninger, men også prøvelser og trængsler. Det, der forbliver konstant, er vores plejeres urokkelige dedikation til at tilbyde deres patienter det allerbedste.

Stolthed over service

Intensivsygepleje er meget mere end bare et job. Det repræsenterer et kald, en dyb passion for at tage sig af andre, selv i deres mest sårbare øjeblikke. Stoltheden over den service, du yder, er tydelig på mange måder, fra de store sejre, du opnår, til de mere diskrete bevægelser, du gør hver dag.

- **Gendannelse af håb**: Patienter på intensivafdelinger er ofte i en kritisk tilstand, nogle gange på grænsen mellem liv og død. Når disse patienter kommer sig, tager de ikke kun en ny chance for at leve med sig, men også en dyb taknemmelighed over for dem, der tog sig af dem. For en sygeplejerske er det en enorm

kilde til stolthed at vide, at han eller hun har spillet en afgørende rolle i en persons helbredelse.
- **En central rolle**: Intensivsygeplejersker er ofte det første kontaktpunkt for patienter og deres familier. Deres rolle er ikke kun begrænset til medicinsk pleje, men omfatter også følelsesmæssig støtte. At vide, at de er en søjle for deres patienter på et så afgørende tidspunkt, er et ansvar, der skaber dyb tilfredshed.
- **Beherskelse af en unik ekspertise**: Intensivbehandling kræver specifik viden og ekspertise. At mestre dette speciale, med alle dets finesser, avancerede teknikker og etiske udfordringer, er en kilde til stor faglig stolthed.
- **Uventede øjeblikke af anerkendelse**: Uanset om det er en tak fra en patient, en tåre fra en lettet slægtning eller en gestus af taknemmelighed fra en kollega, forstærker disse øjeblikke den dybe betydning af intensivarbejdernes mission.
- **At deltage i en kæde af liv**: Hvert indgreb, hver beslutning, hvert smil eller opmuntrende ord er en del af en kontinuerlig kæde af pleje, der har til formål at redde og forbedre liv. Denne bevidsthed om at være et vigtigt led i kæden er en ubestridelig kilde til stolthed.

Men denne stolthed er ikke uden ydmyghed. Den er præget af en akut bevidsthed om livets usikkerhed, om sejrenes flygtige natur i lyset af sygdom og om intensivsygeplejerskens privilegerede rolle, men også tunge ansvar. Det er en stolthed, der næres af hverdagens små sejre lige så meget som af de store succeser, og som smedes i kampens hede, i hjertet af de sværeste udfordringer i moderne medicin.

Opmuntring af den nye generation: råd til nybegyndere

Intensivpleje er en verden for sig, der ikke kun kræver solid klinisk ekspertise, men også stor medmenneskelighed. For dem, der påbegynder en karriere inden for intensiv pleje, er det en rejse fuld af opdagelser, men også udfordringer. Her er nogle råd til nybegyndere, som kan hjælpe dem med at finde deres vej og trives i dette krævende miljø.

- **Tørst efter at lære**: Medicin er i konstant udvikling. Vær umætteligt nysgerrig, deltag i kurser og workshops, og læs om den nyeste forskning. Viden er en af dine bedste allierede.
- **Vær ikke bange for at stille spørgsmål**: Ingen har alle svarene, især ikke i begyndelsen. Omgiv dig med erfarne kolleger, og tøv ikke med at bede om deres hjælp eller råd.
- **Pas på dig selv**: Genoplivning kan være følelsesmæssigt udmattende. Lær at genkende tegn på træthed, både fysisk og følelsesmæssigt, og indfør rutiner for at genoplade dine batterier.
- **Dyrk empati**: Ud over tekniske færdigheder er det din menneskelighed, der ofte vil gøre forskellen. Tag dig tid til at komme i kontakt med dine patienter og deres familier, til at forstå deres frygt og håb.
- **Lær af dine fejl**: Du vil begå fejl, ligesom alle andre. Det vigtige er at erkende dem, lære af dem og hele tiden forbedre sig.
- **At blive en del af teamet**: Genoplivning er en holdindsats. Lær dine kolleger at kende, deres styrker og svagheder, og opbyg solide relationer baseret på tillid.
- **Giv dig selv tid**: At mestre alle finesserne i genoplivning sker ikke fra den ene dag til den anden. Vær tålmodig med dig selv, og husk, at hver dag bringer nye færdigheder.

- **Find mentorer**: Identificer erfarne mennesker, der kan vejlede, støtte og rådgive dig undervejs.
- **Bliv involveret i det faglige fællesskab**: Meld dig ind i faglige foreninger, deltag i konferencer og symposier. Det er en fremragende måde at udvide sit netværk og holde sig opdateret på.
- **Husk hvorfor**: I svære øjeblikke skal du huske de grunde, der førte dig til dette erhverv. Passion, ønsket om at hjælpe, tilfredsstillelsen ved at se en patient komme sig. Disse påmindelser er vigtige for at holde flammen brændende.

For nybegyndere er det vigtigt at forstå, at genoplivning er et langvarigt eventyr, der er præget af op- og nedture, sejre og udfordringer. Hver oplevelse, uanset om den er positiv eller negativ, er et skridt i retning af at mestre genoplivningens delikate kunst. Så mod, beslutsomhed og passion vil være dine bedste ledsagere på vejen.

Ordliste over medicinske termer

Intensivområdet er fuld af specifikke medicinske termer. Her er en kort ordliste over medicinske termer, der ofte bruges inden for intensivpleje. Til en bog ville denne ordliste selvfølgelig være meget mere dybdegående, men her er et godt udgangspunkt:

- **Ablation**: Kirurgisk fjernelse af en kropsdel eller et organ.
- **Anoxi**: Totalt fravær af ilt i vævene.
- **Antibiotisk profylakse**: brug af antibiotika til at forebygge infektion.
- **Bronkoskopi**: visuel undersøgelse af luftvejene ved hjælp af et bronkoskop.
- **Kateter**: fleksibelt rør, der indføres i et kar eller en kropshule for at administrere eller evakuere væsker.
- **Decubitus**: Sår, der opstår, når huden og det underliggende væv presses sammen mellem en knogle og en hård overflade, f.eks. en seng.
- **Elektrokardiogram (EKG):** Optagelse af hjertets elektriske aktivitet.
- **Hæmodynamik**: Undersøgelse af de kræfter, der er involveret i blodcirkulationen.
- **Hypoxæmi**: Fald i koncentrationen af ilt i blodet.
- **Intubation**: Indføring af et rør i luftrøret for at muliggøre ventilation.
- **Bronchoalveolær lavage (BAL)**: En procedure, hvor en saltvandsopløsning sprøjtes ind i lungerne og derefter opsamles til analyse.
- **Kompensationsmekanisme**: Kroppens reaktion for at genoprette homeostase eller balance.
- **Neurologisk**: Vedrørende nervesystemet.
- **Oxygenering**: Processen med at bringe ilt til kroppens væv og celler.

- **Pneumothorax**: Tilstedeværelse af luft mellem lungehinden og lungerne, hvilket kan føre til lungekollaps.
- **Genoplivning**: processen med at genoprette liv eller bevidsthed, generelt efter hjertestop eller åndedrætssvigt.
- **Sedation**: Brug af medicin til at berolige en patient eller gøre dem døsige uden at forårsage et totalt tab af bevidsthed.
- **Telemedicin:** Medicinsk praksis på afstand ved hjælp af informationsteknologi.
- **Mekanisk ventilation**: Brug af en respirator til at hjælpe en patient med at trække vejret.
- **Administrationsveje**: Metoder, hvormed medicin indføres i kroppen (oral, intravenøs, intramuskulær osv.).

En detaljeret ordliste ville være essentiel for enhver studerende eller professionel, der ønsker at uddybe sin viden inden for genoplivning. Den ville ikke kun indeholde definitioner, men også sammenhænge og eksempler, der tydeliggør brugen af hvert begreb i den daglige kliniske praksis.

Yderligere læsning og ressourcer

Genoplivning er et komplekst område i konstant udvikling. For at holde sig informeret og udvide sin viden er det vigtigt at konsultere relevante ressourcer med jævne mellemrum. Her er et par forslag til læsning og ressourcer for dem, der ønsker at finde ud af mere:

- Bøger :
    - *Principles of Critical Care* af Jesse B. Hall, Gregory A. Schmidt og Lawrence D. H. Wood
    - *Textbook of Critical Care* af Jean-Louis Vincent, Edward Abraham, Frederick A. Moore, Patrick Kochanek og Mitchell P. Fink
    - *ICU-bogen* af Paul L. Marino
- Specialiserede magasiner :
    - Intensiv medicin
    - Intensiv medicin
    - American Journal of Respiratory and Critical Care Medicine (amerikansk tidsskrift for respiratorisk og kritisk medicin)
    - Journal of Critical Care
- Organisationer og foreninger :
    - *Société de Réanimation de Langue Française (SRLF)*: Tilbyder retningslinjer, træning og kongresser om genoplivning.
    - *European Society of Intensive Care Medicine (ESICM)*: En europæisk organisation, der leverer ressourcer, uddannelse og konferencer om intensivbehandling.
    - *American Thoracic Society (ATS)*: Fokuserer på lungesygdomme, kritisk medicin og søvn.
- Online ressourcer :
    - *Life in the Fast Lane (LITFL)*: En blog med ressourcer om akutmedicin og genoplivning.
    - *Critical Care Reviews*: Indeholder anmeldelser af nyere litteratur inden for intensiv pleje.

- Kurser og uddannelse :
  - *Advanced Cardiovascular Life Support (ACLS)*: certificering i hjerte-lunge-redning.
  - *Fundamental Critical Care Support (FCCS)*: Træning for ikke-specialiseret intensivpersonale.
  - *European Diploma in Intensive Care (EDIC)*: Europæisk certificering for læger med speciale i intensivbehandling.
- Konferencer og symposier :
  - SRLF's årlige konference
  - Internationalt symposium om intensivpleje og akutmedicin (ISICEM)
- Podcasts og medier :
  - *Critical Care Practitioner*: En podcast, der udforsker forskellige emner relateret til intensiv pleje.
  - *The Bottom Line (TBL)*: En podcast, der gennemgår og opsummerer forskningsartikler om kritisk pleje.
- Mobile applikationer :
  - *MedCalX*: En medicinsk lommeregner til forskellige formler, der bruges på intensivafdelinger.
  - *ICU Trials by ClinCalc*: Et program, der opsummerer vigtige kliniske forsøg inden for intensiv pleje.

Konklusionen er, at genoplivningsmedicin er et stort og multidimensionelt område. Løbende uddannelse og opdatering af viden er altafgørende for at yde optimal patientpleje. Disse ressourcer er et fremragende grundlag for at begynde og fortsætte denne uddannelsesrejse.

Bøger :
- Genoplivning: Referenceafhandling om intensiv medicin af Jean-Louis Vincent.
- *Intensiv medicin* af Jean-Daniel Chiche, Laurent Papazian og Jean-François Timsit.
- Akut og genoplivning af Vincent Bounes.

Specialiserede magasiner :
- *Réanimation*: Officielt tidsskrift for Société de Réanimation de Langue Française (SRLF).
- *Médecine Intensive Réanimation*: Tidsskrift, der dækker alle aspekter af intensiv pleje og genoplivning.

Organisationer og foreninger :
- *Société de Réanimation de Langue Française (SRLF):* Denne organisation giver anbefalinger og uddannelse og arrangerer konferencer om genoplivning.
- Collège Français d'Anesthésie et de Réanimation (CFAR).

Online ressourcer :
- *RéaNet*: En ressourceportal for sundhedspersonale, der arbejder på intensivafdelinger.
- *Urgences-Online:* Hjemmeside med information og træning om nødsituationer.

Kurser og uddannelse :
- Træning i intensiv pleje af SRLF.
- Kongresser om akutmedicin og genoplivning: Organiseret af forskellige fransktalende organisationer.

Podcasts og medier :
- *RéaPod*: Podcasts med fokus på intensiv medicin.
- *Flash Urgences*: En podcast med fokus på akutte situationer og intensivbehandling.

Mobile applikationer :
- *SRLF*: Den officielle applikation for Société de Réanimation de Langue Française. Indeholder anbefalinger og værktøjer til fagfolk.
- *RéaGuide*: Applikation med tekniske ark og anbefalinger til praksis inden for intensiv pleje.

Konferencer og symposier :
- SRLF's årlige konference.
- Journées Franco-Suisses de Réanimation.

Andre ressourcer :
- *SFAR (Société Française d'Anesthésie et de Réanimation)*: Denne organisation tilbyder også mange ressourcer, træningskurser og retningslinjer vedrørende genoplivning.

Disse ressourcer og læsestof er afgørende for dem, der praktiserer i et fransktalende miljø og ønsker at vedligeholde eller forbedre deres genoplivningsfærdigheder.

Links til faglige sammenslutninger og specialiseret uddannelse

Jeg beklager, men jeg kan ikke give direkte links til hjemmesider eller andre online-ressourcer direkte fra denne tekst. Jeg kan dog give vejledning i, hvordan man finder disse ressourcer.

Professionelle foreninger :
- *Société de Réanimation de Langue Française (SRLF)* : Du kan søge efter denne organisation på Google eller din foretrukne søgemaskine. De har en officiel hjemmeside, som indeholder et væld af oplysninger, kliniske retningslinjer og uddannelsesmuligheder.
- *Collège Français d'Anesthésie et de Réanimation (CFAR)*: Den officielle CFAR-hjemmeside er også en værdifuld informationskilde for fagfolk.
- *SFAR (Société Française d'Anesthésie et de Réanimation)*: Ligesom andre foreninger har de en hjemmeside, hvor du kan finde retningslinjer, nyheder og uddannelsesmuligheder.

Specialiseret uddannelse :
- Når det gælder uddannelse, kan du starte med at besøge SRLF's hjemmeside. De tilbyder generelt efteruddannelseskurser og specialiserede workshops for genoplivningspersonale.
- Universiteter og uddannelsesinstitutioner tilbyder også *universitetsdiplomer (DU)* eller *interuniversitetsdiplomer (DIU)* i intensiv pleje eller intensiv medicin. Det er tilfældet på mange franske medicinske universiteter.
- De *uddannelsesdage* og *konferencer, der* arrangeres af de faglige organisationer, der er nævnt ovenfor, er også fremragende muligheder for uddannelse og networking.

Hvordan finder du disse ressourcer?
- Brug en søgemaskine, og indtast navnet på den forening eller det kursus, du er interesseret i.
- Besøg foreningernes officielle hjemmesider for information om medlemskab, kommende arrangementer og andre ressourcer.
- Kontakt universiteter eller medicinske institutter for information om specialiseret genoplivningstræning.
- Professionelle sociale netværk som LinkedIn kan også være nyttige til at finde grupper eller fællesskaber, der beskæftiger sig med genoplivning på fransk.

Glem ikke, at medicin og genoplivning udvikler sig hurtigt, så det er vigtigt at holde sig ajour med de seneste fremskridt og den nyeste uddannelse.

www.ingramcontent.com/pod-product-compliance
Lightning Source LLC
Chambersburg PA
CBHW071210240526
45470CB00018B/1692